LAURIE DANIEL
@laurie__daniel

MA GROSSESSE SEREINE
au naturel

Hatier
parents

ISBN : 978-2-401-10399-3

Direction : Rachel Duc

Responsable éditoriale : Caroline Terral

Éditrice : Marie Hagège
L'éditrice remercie Natacha Gourdon pour son aide précieuse

Directeur artistique : Nicolas Vallet

Cheffe de studio : Julie Dalle Ave

Illustrations : Aurélia-Stéphanie Bertrand

Conception graphique et mise en page :
Joséphine Cormier – La Fabrique Graphique

Fabrication : Cécile Labarthe

Sommaire

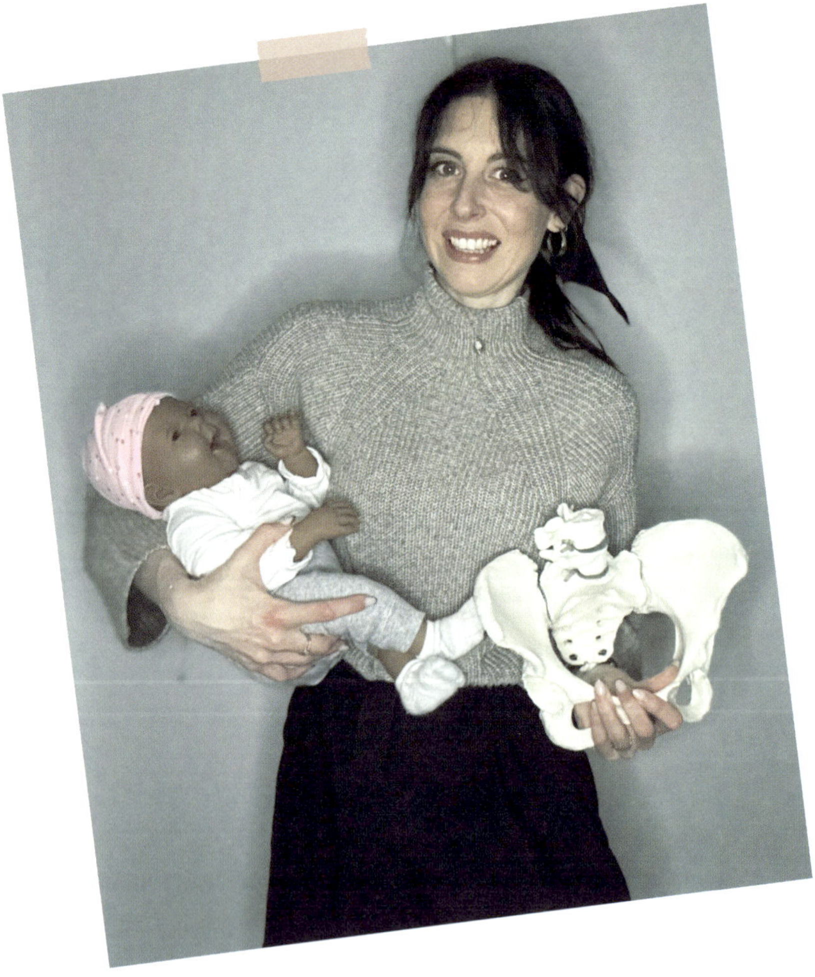

Introduction

C'est en 2008 qu'est née ma passion pour la petite enfance, lorsque je suis devenue maman. Avec ma fille, j'ai découvert l'émerveillement, la curiosité, les questions, les joies et les peurs de la maternité. Mais j'ai aussi posé un regard différent sur ce qu'est le commencement d'une vie et l'incroyable évolution d'un petit être humain à travers son développement, ses découvertes, ses expériences et sa soif de vie naturelle.

J'avais une vision très simple de la naissance, baignée par les livres de Frederick Leboyer et Michel Odent, je me sentais en pleine connexion avec mon corps et mon bébé. J'imaginais la naissance comme une expérience naturelle et puissante. La naissance de ma fille s'est très bien passée sur le plan médical, une naissance parfaite, mais au fond de moi, j'étais déçue et j'avais le sentiment qu'il avait manqué quelque chose, sans trop savoir pourquoi. Pendant longtemps, je n'ai pas compris ce sentiment, je me disais que certaines naissances se passent si mal que ce n'était pas légitime pour moi d'avoir cette émotion. Et pourtant, en creusant, au fil de mes expériences, mes lectures et de mes rencontres, j'ai compris que la seule chose qui m'avait manquée à ce moment-là était de pouvoir me sentir actrice de mon enfantement.

J'ai compris qu'un enchaînement de protocoles médicaux avaient interféré avec la nature sans qu'il y en ait la réelle nécessité. Je m'étais sentie dépossédée de mon corps et de ma capacité de femme à pouvoir enfanter sans réellement comprendre pourquoi. En réalité, j'avais été enfermée malgré moi dans un rôle de patiente, me privant de l'empouvoirement qu'aurait pu m'apporter cette expérience. Comme beaucoup de femmes, je n'étais pas suffisamment informée sur la physiologie de la naissance et surtout sur la compatibilité de la physiologie avec l'environnement médical.

Après m'être nourrie de cette expérience de maman, l'envie d'en faire mon métier est apparue comme une évidence. Jeune diplômée auxiliaire de puériculture, je me suis épanouie en crèche quelques années, auprès des tout-petits mais ma curiosité et mon envie d'en apprendre toujours plus sur la périnatalité m'ont poussée à élargir mes connaissances.

Un deuxième bébé est arrivé en 2015. Ce fut une naissance bien différente de la première, plus en conscience et mieux accompagnée, mieux préparée.

En parallèle, j'ai poursuivi quelques formations supplémentaires dans de nombreux domaines tels que l'allaitement, le portage, le massage ou encore la physiologie de la naissance. J'ai eu l'envie de transmettre mes connaissances aux femmes, de contribuer (à ma petite échelle), afin que des bébés puissent naître dans la douceur. C'est ainsi que j'ai ouvert mon centre d'accompagnement périnatal au Maroc. J'ai accompagné des centaines de femmes et vu grandir tout autant de bébés et même plus. Ces familles, ces expériences aussi belles qu'émouvantes et parfois, je dois l'avouer, éprouvantes m'ont toutes enrichie d'un savoir précieux. Comprendre la maternité, c'est comprendre qu'aucune histoire n'est identique, c'est comprendre qu'il faut s'adapter, observer, écouter l'enfant et ses parents pour mieux les accompagner, et pour davantage tenir compte de leur histoire et de leurs difficultés.

J'ai l'intime conviction que les parents sont les seuls acteurs de leur parentalité. Ils sont aussi les détenteurs du savoir de leur petit, ce qu'ils ignorent parfois. Mon rôle est avant tout de leur montrer qu'ils savent déjà l'essentiel, de les informer, de les rassurer, d'offrir des pistes et des idées pour que chacun(e) soit épanoui(e) dans cette belle aventure. Dans ce monde où l'on court après la perfection, où l'information et les injonctions fusent, il me semble essentiel de déculpabiliser et de rappeler que le plus important est de s'écouter et de faire comme on peut. Je veille simplement à ce que chacun(e) puisse créer son propre chemin de parentalité et grandir avec son enfant en écoutant son ressenti plutôt que les on-dit, que chaque parent puisse vivre cette histoire au plus près de ses souhaits et en ayant les bons outils. La naissance, c'est le commencement d'une histoire, celle d'un être humain qui va grandir, se construire dans ce monde et à son tour construire le monde.

Nul n'est parfait, ni enfant ni parent. C'est donc avec nos petites imperfections et nos erreurs que nous traversons les étapes de la vie et les obstacles. C'est ce qui fait la singularité de chacun(e) et la diversité de ce monde, c'est ainsi que l'on apprend et que l'on s'améliore.

Si vous ouvrez ce livre aujourd'hui, c'est probablement qu'une petite voix vous murmure qu'il est tout à fait possible d'être à l'écoute de votre corps, de votre ressenti et de faire confiance à la nature pour mettre au monde votre bébé. La grossesse est souvent une période où l'on est poussée à se reconnecter à l'essentiel. Et vous avez raison. Peut-être qu'à travers ces pages, vous trouverez le petit coup de pouce qui confirmera votre intuition, je vous le souhaite. Mais n'oubliez pas que la nature vous permet de mettre au monde votre bébé et que vous savez déjà intuitivement au fond de vous comment faire, vous possédez déjà cette capacité. Il vous suffit de déconstruire certaines peurs, certaines croyances et idées reçues, de prendre connaissance et conscience de la physiologie de la naissance pour réveiller votre pleine puissance. Et c'est tout l'objectif de cet ouvrage, celui de vous offrir les clés pour vivre une naissance naturelle en conscience.

Dans un monde idéal, la médecine ne s'oppose pas à la physiologie, elles se complètent et se soutiennent au service de l'humain. C'est avec cette vision que j'ai souhaité aborder le sujet de la naissance au naturel. Une vision où rien ne s'oppose mais tout se rassemble pour protéger la vie et notre savoir ancestral qui réside au cœur de la physiologie. Moins on perturbe la nature et plus les choses sont simples et évidentes si les conditions le permettent. C'est ce que je souhaite vous offrir à travers ces pages : un regard confiant sur les incroyables compétences du corps humain, de la puissance féminine et des capacités extraordinaires de votre petit bébé.

Bonne lecture !

Lorsque le couple décide de fonder une famille, il va franchir plusieurs étapes entre la naissance psychique du bébé désiré, sa conception et sa naissance physique. Entre la volonté de devenir parent, le choix d'arrêter la contraception et la concrétisation de la grossesse, le désir de bébé grandit et passe du souhait à la réalité. Ce chemin peut être semé de doutes, de questionnements et de craintes, ce qui est normal.

1.

ATTENDRE SON ENFANT AU NATUREL

1
Préparez-vous à tomber enceinte

Parmi ces questions, l'une des premières que la femme se pose souvent est : « Que dois-je faire de particulier pour réussir à tomber enceinte ? »

La première réponse qui me vient à l'esprit est : RIEN, absolument rien, si ce n'est faire confiance à son corps et s'autoriser à rêver de ce futur bébé, à s'imaginer enceinte, à se projeter.

Rêver et se projeter ne veut pas dire y penser 24 h/24 ; la vie doit poursuivre son cours. Avoir un bébé est probablement l'un des plus grands projets de votre vie et, comme tout grand projet, cela va se concrétiser étape par étape, en commençant par vivre le moment présent. Même quand vous apprendrez votre grossesse, il vous restera 9 mois à patienter pour serrer votre enfant dans vos bras, chaque chose en son temps. La grande majorité des grossesses surviennent de manière absolument naturelle sans qu'on ait besoin d'y penser, ni de faire quoi que ce soit de particulier, à part des câlins intimes avec notre bien-aimé(e). Et c'est ainsi depuis la nuit des temps. Ce n'est pas la partie la plus difficile, croyez-moi !

Pour les couples homosexuels, ou les femmes seules, c'est une autre histoire, bien entendu. La conception ne sera pas si évidente, mais l'amour (pour son ou sa conjoint(e), pour le futur bébé...) est souvent la première pierre à l'édifice de ce projet. Chaque histoire est unique et celle de votre petit bébé s'inscrit à travers la vôtre.

Cette question, « Que dois-je faire de particulier pour réussir à tomber enceinte ? » marque l'inquiétude des femmes, mais aussi celle des hommes, quant à leur capacité à concevoir un enfant. Elle reflète aussi le manque de confiance en leur corps et en ses fonctions, la crainte de l'infertilité, de plus en plus présente dans notre société. À vrai dire, si concevoir un bébé est ce qu'il y a de plus simple dans la maternité, il arrive parfois que ce soit l'étape la plus éprouvante quand rien ne se passe comme on l'avait imaginé. En effet, je pense que le corps et l'esprit recèlent de mystères que nous ne pouvons pas toujours percer. L'être humain possède une grande complexité psychique et physique, incontrôlable dans un monde où nous cherchons en permanence à tout contrôler. Ainsi, certaines femmes tomberont enceinte sans l'avoir désiré alors que d'autres, dans l'attente de cette grossesse, devront passer par un parcours de procréation médicalement assistée (PMA).

APPRENEZ À CONNAÎTRE VOS CYCLES FÉMININS ET À REPÉRER VOTRE PÉRIODE DE FERTILITÉ

Chaque femme possède un rythme biologique qui lui est propre. Ainsi, dans les manuels, on vous dira que l'ovulation survient le 14e jour après le début des règles et c'est à peu près le cas si vos cycles sont de 28 jours et très réguliers. Cependant, la femme n'est pas une horloge ni un programme informatique et les cycles varient d'un individu à l'autre, parfois d'un cycle à l'autre chez une même personne. Réduire l'être humain à une généralité qui repose sur un calcul me fait toujours sourire ; c'est avant tout la connaissance et l'écoute de votre propre corps qui vous permettront de ressentir si vous êtes en période fertile ! Bien entendu, vous pouvez vous appuyer sur la durée de vos cycles s'ils sont très réguliers, mais je vous invite aussi à écouter vos sensations. En période d'ovulation, la femme ressent et observe souvent :

- **un plus grand appétit sexuel ;**
- **des glaires vaginales transparentes et semblables à du blanc d'œuf ;**
- **une légère augmentation de la température corporelle ;**
- **des tensions dans les seins et même quelques douleurs ou sensations au niveau de l'utérus et des ovaires.**

Pour vous aider, il existe des applications mobiles de symptothermie qui s'appuient sur ces différents signes pour déterminer si vous êtes dans une période de fertilité. Il existe également des tests d'ovulation disponibles en pharmacie. Cependant, si vous en êtes au tout début de votre projet bébé, je vous recommande de faire confiance à la nature plutôt que d'établir des stratagèmes de conception dépourvus de spontanéité et qui peuvent devenir anxiogènes. Laissez-vous aller.

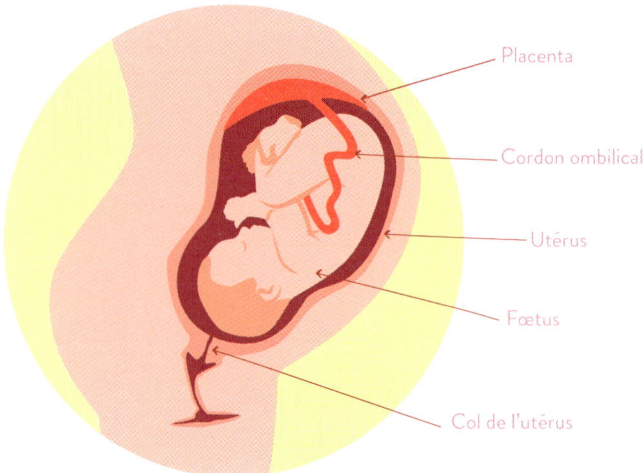

Une fréquence de rapports sexuels à intervalles réguliers permet normalement de tomber enceinte tout naturellement. Inutile de vous forcer à avoir des relations si vous n'en avez pas envie, laissez libre cours à vos désirs. Renforcez les moments de complicité et de tendresse au sein de votre couple afin de rester soudés sans pression. J'ai conscience que c'est très facile à dire, mais beaucoup moins simple dans la réalité des choses. Si vous avez tendance à mettre beaucoup de pression sur vos épaules ou celles de votre partenaire, vous pouvez organiser des sorties ou des activités qui vous permettront de penser à autre chose et de casser la routine pour que tout ne tourne pas autour de ce désir de grossesse. Aérez-vous !

BON À SAVOIR

Un ovule reste fécond environ 12 heures, alors qu'un spermatozoïde peut survivre plusieurs jours dans l'attente de l'ovule.

COMMENT FAVORISER LA GROSSESSE ?

Certains couples auront un fort besoin d'investir cette grossesse avant même qu'elle ne débute, en faisant plus attention à leur hygiène de vie et à leur alimentation, tandis que d'autres préféreront attendre que la grossesse devienne réelle. Écoutez-vous avant tout : ce qui compte, c'est que vous soyez bien dans votre corps et dans votre tête. Ne vous forcez pas à changer votre mode de vie, mais faites-le par envie et restez vous-même.

Évidemment, si vous fumez, vous pouvez envisager d'arrêter ou de diminuer le tabac avant la conception de votre bébé. Pour cela, entourez-vous de professionnel(le)s : addictologues, tabacologues, hypnothérapeutes, etc. Le tabac diminue la fertilité et augmente le risque de certaines complications et pathologies, mais, une fois de plus, cesser de fumer ne doit pas être ressenti comme une contrainte ou une pression en vue d'augmenter vos chances de réussite.

Apprenez aussi à être patient(e). Chez les femmes, les chances et la durée de conception dépendent aussi de l'âge ; après 35 ans, la fertilité diminue chez la femme, mais cela n'empêche pas de pouvoir concevoir un bébé. En moyenne, vous pouvez patienter entre 6 et 12 mois si vos cycles sont réguliers et que vous avez des rapports constants, environ tous les 2 à 3 jours.

Parfois, il peut exister des blocages ou des peurs inconscientes qui freinent la nature. Avant de vous plonger dans cette belle aventure, faites le point pour savoir si ce désir est bien partagé des deux côtés et s'il ne ravive pas des angoisses (inquiétudes financières, peur de ne pas être à la hauteur, de la responsabilité, de l'engagement...). Ces dernières sont absolument normales quand on se projette dans la parentalité, mais elles ne devraient pas parasiter votre tranquillité intérieure. Certains blocages peuvent aussi provenir de votre histoire familiale et personnelle, d'évènements ou de phrases prononcées à votre égard qui ont laissé une empreinte profondément enfouie. N'hésitez pas à introspecter si vous ressentez une réticence que vous n'arrivez pas à expliquer. Vous pouvez aussi envisager une thérapie énergétique ou de l'hypnose si vous avez besoin de creuser cette piste.

COMMENT BIEN VIVRE L'ATTENTE ?

Dans ces moments, la patience et l'incertitude sont les plus grandes épreuves. La culpabilité ou les suppositions ne feront que vous tracasser, vous n'avez pas besoin de ce fardeau supplémentaire. Par ailleurs, la société fait peser un poids suffisant sur les individus en nous renvoyant de façon perpétuelle à l'idée qu'avoir des enfants est un accomplissement et le symbole de la création d'une famille. Comme si, sans enfant, l'être humain avait raté quelque chose et manquait d'un élément indispensable à son bonheur ! Tout cela remet parfois en cause les véritables raisons pour lesquelles vous voulez tant devenir parents.

Les femmes, plus particulièrement, sont soumises à la pression de leur entourage : « C'est pour quand le bébé ? ». Cette question qu'elles entendent d'autant plus lorsqu'elles passent la trentaine les renvoie sans cesse à cette idée. On leur parle d'horloge biologique, de regrets si elles ne vivent pas l'expérience de la maternité, comme si cet enfant qui n'existe pas encore était déjà l'élément indispensable à leur bonheur. Quelle pression pour la femme, pour le couple et pire encore, pour ce futur bébé ! Avec ou sans enfant, la valeur d'une personne ou d'un couple reste la même. Éloignez-vous autant que vous le pouvez de ces injonctions afin d'être plus serein(e)s.

Un désir d'enfant non satisfait peut parfois mettre à mal certains couples, ce qui n'arrange malheureusement pas la situation dans ces moments difficiles de remise en question. Il est primordial d'arriver à exprimer vos émotions, vos souhaits et de maintenir les liens et la communication. Vous pourriez être tenté(e) de vous demander ce que vous faites mal ou si vous êtes responsable, mais il n'en est rien.

Il est toujours très facile de conseiller aux parents de ne pas y penser et de lâcher prise. D'ailleurs, l'entourage pense toujours bien faire dans ces moments, mais cela peut apporter un sentiment d'échec ou de culpabilité supplémentaire. Pour certaines personnes qui peinent à concevoir, le simple fait de voir des femmes enceintes, des bébés ou des enfants peut générer un grand mal-être. N'ayez pas peur de vous couper provisoirement de toutes les sources de stress qui vous ramènent à cette attente.

Je pense particulièrement aux réseaux sociaux qui peuvent vous inonder d'images de maternité respirant le bonheur ou encore aux sites Internet qui vous conseillent tout et n'importe quoi pour tomber enceinte. Vous avez le droit de vous éloigner quelque temps de vos amies enceintes ou mamans si cela vous tourmente. Si c'est ce dont vous avez besoin, vous pouvez aussi vous confier à elles ; cela pourrait vous faire du bien d'en parler, d'autant plus si vous avez dans votre entourage une personne qui a vécu cette situation. Des professionnel(le)s sont aussi là pour vous écouter et vous accompagner, en plus du suivi médical. N'hésitez pas à vous rapprocher d'un(e) psychologue pour poser des mots sur vos maux.

2

Transformations physiques et hormonales

Vous l'avez attendu, rêvé, espéré, les voici : le retard de règles et le test de grossesse affichant positif ! Les émotions peuvent se mélanger entre joie extrême, peur, choc, doutes... C'est normal, votre projet de grossesse se concrétise. Il ne s'agit plus d'un souhait, mais bien d'une réalité concrète ! OUI, vous attendez un bébé ! À présent, que se passe-t-il ?

Semaine d'aménorrhée et semaine de grossesse : quelle différence ?

Vous constaterez tout au long de votre grossesse que l'on compte le terme en SA (semaine d'aménorrhée) ou SG (semaine de grossesse). Dans le premier cas, on compte à partir de la date des dernières règles, alors que dans le second, on compte à partir de la date présumée de conception. Aucun calcul n'est plus fiable qu'un autre, mais cela vous donne un repère et vous permet de comprendre pourquoi 22 SA correspondent à 20 SG par exemple. On estime en effet que l'ovulation survient environ 14 jours après la date de début des dernières règles.

LE PREMIER TRIMESTRE, TRANSFORMATIONS HORMONALES

Avant même que vous appreniez votre grossesse, votre corps amorce déjà de nombreux changements pour fabriquer et mettre au monde ce petit bébé. Mais pas de panique, voici un petit récapitulatif de ce qui vous attend.

Il n'est pas rare qu'une femme ressente très vite ces premiers signes :

- **seins plus volumineux ou douloureux ;**
- **tiraillements dans le bas du ventre ;**
- **modifications du sommeil.**

Les symptômes sont variés et peuvent parfois faire penser au syndrome prémenstruel. Il est difficile de lutter contre, car ce sont des réactions normales de l'organisme face à tous ces changements qui s'opèrent. La faute en incombe aux hormones, bien souvent en fête lorsque débute la grossesse : par exemple, la hCG, cette hormone indispensable qui permet de garder la muqueuse utérine propice à la nidation, peut être responsable des nausées et de la fatigue lors du premier trimestre. Certaines femmes se sentiront alors extrêmement épuisées, tandis que d'autres ne constateront aucun changement de leur état général. De même, 85 % des femmes enceintes souffrent de nausées au cours du premier trimestre et, moins de 2 % souffriront de la forme la plus grave, l'hyperémèse gravidique, qui nécessite un accompagnement médical afin d'éviter une perte de poids conséquente ainsi qu'une déshydratation. Malheureusement, il est impossible de prédire la réaction de votre organisme face à ce bouleversement. Fabriquer un bébé, ce n'est pas rien ! Vous avez le droit de vous écouter et de ralentir la cadence.

De nombreuses femmes ressentent également une sensibilité particulière aux odeurs. Les œstrogènes, qui participent à la croissance des cellules pour faire grandir le bébé, peuvent augmenter jusqu'à 100 fois plus que leur seuil initial. Ils agissent sur la peau et les cheveux. Ainsi, certaines femmes paraîtront rayonnantes tandis que d'autres verront apparaître de l'acné ou le « masque de grossesse » (des taches brunes liées à un excès de mélanine qui disparaîtront après la naissance). Il est important de protéger votre peau, principalement contre les rayons du soleil.

Enfin, sous l'effet des hormones, le tonus musculaire se relâche et, en fin de grossesse, les ligaments vont s'assouplir afin de permettre au bassin de s'élargir pour laisser passer plus facilement le bébé.

Tout cela peut paraître peu réjouissant, mais n'oubliez pas que chacun de ces changements vient pour une bonne raison : faire grandir votre bébé et le mettre au monde.

LES MODIFICATIONS PHYSIQUES

Tout ceci s'accompagne de changements physiques progressifs pendant les 9 mois de grossesse. C'est au cours des deuxième et troisième trimestres que le corps change le plus. Les organes bougent et font de la place pour le bébé. Plus le fœtus grandit, plus le ventre s'arrondit, plus il faut faire de l'espace. Les intestins, le foie et l'estomac sont remontés par l'utérus pour se comprimer vers la cage thoracique. La vessie est, quant à elle, poussée vers le bas. Le plus incroyable est que même votre cœur va légèrement se déplacer !

- **Certaines femmes peuvent souffrir de fuites urinaires durant la grossesse ;** c'est plus fréquent lorsque le périnée a déjà été mis à rude épreuve lors de la ou des précédentes grossesse(s). Les hormones ainsi que le poids du bébé n'arrangent rien et peuvent entraîner une plus grande difficulté à retenir les urines et parfois même les gaz. Armez-vous de patience, éventuellement de protections intimes si cela est trop handicapant et pensez à faire une rééducation du périnée après la grossesse.

- **Certaines femmes peuvent souffrir d'hémorroïdes durant la grossesse.** Les veines autour de l'anus se mettent à gonfler et c'est bien souvent une simple conséquence de la constipation. Cela est dû à la progestérone secrétée durant la grossesse, qui entraîne un ralentissement du transit intestinal. Le gros intestin, qui se retrouve comprimé, a plus de mal à diriger les aliments vers l'intestin. Par ailleurs, la diminution de l'activité physique et, parfois, la supplémentation en fer n'arrangent rien.

- **De son côté, le ventre grossit et la peau ne résiste pas :** c'est ainsi que surviennent les vergetures. Environ 80 % des femmes voient apparaître ces cicatrices de grossesse, le plus souvent sur le ventre, mais aussi les seins, les hanches, les cuisses et les fesses.

- **Le volume sanguin augmente de 30 à 50 % au cours du dernier mois de grossesse :** il passe d'environ 2,6 L à 3,8 L. Tout cela entraîne une fréquence cardiaque plus rapide, un essoufflement plus facile et une légère baisse de tension. Les reins ont aussi beaucoup plus de travail, car ils doivent filtrer pour deux.

• Lorsque le ventre commence à prendre de la place et à peser un peu plus lourd, le centre de gravité se modifie et le bassin bascule ; il est alors possible de ressentir des tensions dans cette zone. Ce sont les ligaments et articulations du bassin qui travaillent. La symphyse pubienne, une articulation qui relie les deux moitiés des os du bassin, peut devenir douloureuse lors des dernières semaines.

• De même, des douleurs lombaires peuvent apparaître au cours du deuxième trimestre. Adopter une bonne posture permet de prévenir ces douleurs : le dos droit, les épaules en arrière lorsque vous êtes debout. Si vous passez beaucoup de temps en position assise, veillez à avoir un bon maintien du dos et à bouger régulièrement.

Après la naissance, chaque organe reprend sa place naturellement et les fonctions du corps redeviennent comme avant, mais il leur faudra un peu de temps. On peut favoriser ce processus avec des séances d'ostéopathie.

ASTUCE

• Pensez au ballon de grossesse : il permet d'adopter une bonne posture et de soulager de nombreux maux. Par ailleurs, il vous sera très utile pour vous détendre, vous étirer et préparer votre corps à la naissance. Le jour J, vous pourrez même l'utiliser pour bouger afin de faciliter la descente du bébé et soulager les contractions.

• Privilégiez des vêtements confortables dans lesquels vous ne vous sentez pas comprimée. Il est important que vous soyez à l'aise dans ce corps qui s'arrondit. De nos jours, il existe de nombreux vêtements de grossesse qui permettent d'allier le confort à l'esthétique. Vous pouvez donc mettre votre joli ventre en valeur tout en étant à l'aise dans vos vêtements.

Voici quelques exercices et positions sur le ballon de grossesse qui pourront vous aider

LES TRANSFORMATIONS PSYCHIQUES ET ÉMOTIONNELLES

De nombreuses femmes enceintes font des rêves de leur bébé, de leur accouchement... Elles se projettent et s'imaginent avec leur enfant. Leur psychisme s'active pour les préparer à l'arrivée du bébé et à leur futur rôle de maman. Il y a tout un tas de questions, de peurs et de sentiments qui font soudain surface et bouleversent, surtout à l'arrivée d'un premier enfant. C'est une grande étape qui remue à tous les niveaux et c'est tout à fait normal. Certaines femmes vont changer leurs habitudes et leur hygiène de vie ou être plus attentives à certains détails.

BON À SAVOIR

Le cerveau s'adapte à cet état de grossesse, car il joue un rôle important au moment de la naissance et dans les comportements maternels. C'est pourquoi les femmes enceintes souffrent de « momnésia » (l'amnésie des mamans) une perte de mémoire liée à une diminution de matière grise mais, rassurez-vous, c'est provisoire. Une étude de 2016 a comparé par IRM le cerveau de futures mamans enceintes d'un premier bébé, avec celui d'hommes et de femmes n'ayant jamais accouché. Ces IRM ont démontré une perte de matière grise dans les zones liées aux interactions sociales, ce qui permettrait à la maman de développer un comportement maternel et de se focaliser davantage sur le bébé.
Avoir des pertes de mémoire et des oublis pendant la grossesse est donc très fréquent et absolument normal ! Ne vous inquiétez pas si vous ne vous souvenez plus d'une information pourtant évidente ou récente.
Je me rappelle le cas d'une future maman que je suivais : elle était déjà venue me voir plusieurs fois à mon cabinet, et pourtant, un jour, m'a appelée, complètement perdue, car elle ne retrouvait plus l'endroit !

Tempête de sensibilité

Les femmes enceintes peuvent ressentir une hyperémotivité ou réagir parfois de façon très inhabituelle ou excessive face à une situation anodine. La grossesse n'est pas que physique, on parle également de grossesse psychique, tout aussi importante. Pour se centrer pleinement sur ce bébé à venir et sur ce nouveau statut de mère, votre psychisme doit libérer de l'espace pour vous rendre plus disponible. Un sentiment d'implication et de responsabilité vis-à-vis du futur bébé émerge peu à peu.

Aujourd'hui, on parle de plus en plus de toutes les difficultés rencontrées par les jeunes mères en *post-partum* (*baby blues*, dépression...), cependant, on a tendance à oublier que ce type de difficultés peut également survenir avant la naissance : certaines femmes peuvent traverser une dépression prénatale. Plus il y a de symptômes, plus la dépression est sévère. Dans ce cas, une prise en charge doit être réalisée afin que la mère puisse investir sa grossesse et nouer des liens avec son futur bébé.

La grossesse est le parfait exemple qui illustre le fait que les facteurs physiques, hormonaux et psychiques sont liés les uns aux autres. La croyance populaire qui dit qu'il ne faut pas contrarier une future maman est donc absolument justifiée ! Et cela a toute son importance pour comprendre la physiologie de la naissance, ce qui peut la faciliter ou l'entraver.

UN ÉTAT À CONSIDÉRER AVEC TOUTES SES PARTICULARITÉS

La grossesse et ses « symptômes » sont vécus très différemment d'une femme à l'autre en fonction du contexte, de la sensibilité, mais aussi de paramètres tels que la santé mentale et physique ou encore la génétique. C'est pourquoi certaines femmes souffriront de nausées alors que d'autres absolument pas, que certaines prendront 30 kg tandis que d'autres à peine 7 kg ! Et pour une même femme, chaque grossesse sera également unique et différente. Ne vous comparez pas aux autres, vivez VOTRE grossesse telle qu'elle se présente.

Vous avez aussi le droit de ne pas vous sentir bien et de vivre votre grossesse difficilement ; il ne faut pas oublier que c'est beaucoup de bouleversements. Vous n'avez pas à culpabiliser, car cela ne veut pas dire que vous n'aimez pas votre bébé.

La société renvoie souvent l'idée qu'une femme enceinte est forcément épanouie, car elle porte la vie, et quoi de plus beau ? Oui, mais on oublie qu'il peut y avoir de nombreuses sources

de mal-être dans cette transformation qu'engendre la grossesse. On entend souvent dire que la grossesse n'est pas une maladie, mais elle n'en demeure pas moins un état particulier et vulnérable. De plus, les maux propres à la grossesse peuvent réellement s'apparenter à un sentiment de maladie. C'est d'autant plus difficile quand ils persistent dans le temps, souvent dans le plus grand silence, car c'est presque tabou d'avouer qu'on se sent mal enceinte. Les femmes ont alors plus que besoin de soutien et d'écoute, surtout quand rien ne suffit à apaiser efficacement certains maux physiques. À l'inverse, pour certaines femmes, la grossesse leur permet de s'épanouir dans leur féminité, de renouer avec leur corps, de prendre confiance en elles. Elles se sentent resplendissantes en portant la vie, à tel point qu'elles aimeraient que cet état se prolonge.

VOS QUESTIONS LIÉES À VOTRE SANTÉ

« Je souffre de remontées acides et de brûlures d'estomac, que faire ? »

Cela est fréquent en fin de grossesse et concerne la moitié des femmes enceintes. Le ventre s'arrondit et pousse l'estomac vers le haut. Par ail- leurs, les hormones rendent les muscles plus paresseux, notamment celui du petit clapet qui permet de refermer l'estomac. Pour prévenir ces remontées acides et les diminuer, vous pouvez :

- **privilégier une alimentation légère et fragmentée,** en évitant les aliments lourds, tels que le café, le thé ou les boissons gazeuses. Au contraire, manger un yaourt peut parfois apaiser la sensation de brûlure ;
- **veiller à être à l'aise dans vos vêtements** et dans votre posture en évi- tant de comprimer votre estomac ;
- **attendre un peu avant de vous allonger** après un repas.

Si le reflux est trop douloureux ou handicapant, un(e) professionnel(le) de santé pourra vous donner un traitement afin de vous soulager.

« Mes dents sont-elles plus vulnérables durant la grossesse ? »

Certaines hormones présentes pendant la grossesse augmentent la sensibilité des gencives et peuvent fragiliser les ligaments ainsi que les os qui maintiennent les dents. On peut alors ressentir une plus grande fragilité dentaire et constater une inflammation ou des saignements des gencives. De plus, les vomissements du premier trimestre, les fringales de grossesse ou encore les remontées acides peuvent impacter la santé bucco-dentaire.

- **Rincez-vous la bouche après avoir vomi et attendez 30 minutes pour vous laver les dents,** de sorte qu'il n'y ait plus d'acidité dans la bouche, pour ne pas fragiliser l'émail de vos dents.
- **Les futures mamans en France bénéficient d'un examen bucco-den- taire gratuit sans avance de frais** à partir du quatrième mois de gros- sesse et jusque 12 jours après la naissance. Le second trimestre est le moment idéal pour faire le point et prévenir d'éventuelles difficultés.

« Qu'est-ce qui provoque les vergetures et comment les éviter ? »

Je ne vous apprends rien, la grossesse fait généralement grossir, parfois en un temps record. Cela entraîne une tension dans la peau, qui n'a pas le temps de s'adapter, s'étire et finit par craquer : c'est l'apparition des vergetures. Les hormones de grossesse favorisent aussi cette fragilité, puisqu'elles rompent le contact entre les fibres collagènes, rendant la peau plus sujette aux déchirements. Ces stries, d'abord en relief et de couleur rose, rouge, violette ou brune (en fonction de votre pigment de peau) finissent par pâlir avec le temps et par devenir moins visibles. Elles sont néanmoins définitives.

Malheureusement, il n'existe rien qui puisse les éviter complètement. Vous pouvez néanmoins favoriser une bonne hydratation, de l'intérieur et de l'extérieur, en buvant régulièrement et en appliquant des huiles hydratantes en massage sur votre peau (j'insiste sur le mot « massage » car c'est bien lui qui va agir). De plus, la génétique, la prise de poids et l'âge de la future maman entrent aussi en compte ; plus on est jeune, plus la peau est ferme, donc risque de craquer.

Privilégiez les huiles naturelles pour hydrater votre peau. La plupart des huiles du commerce contiennent des ingrédients tels que les huiles minérales (dérivées de la pétrochimie), des silicones et des polymères. Vous pouvez utiliser de l'huile de coco, de l'huile d'argan ou encore du beurre de karité.

Recette huile spéciale vergetures à utiliser pendant la grossesse, en prévention, ou après

Ingrédients

- 25 ml d'huile de calendula biologique
- 15 ml d'huile de macadamia biologique
- 15 ml d'huile d'amande douce biologique

Mélangez le tout et transférez-le dans un flacon propre.

À conserver 6 mois à l'abri de la chaleur et de la lumière.

Regardez comment vous masser en vidéo

Automassage de la future maman

Cet automassage est fait pour évacuer les tensions de la journée, mais aussi pour vous connecter à votre bébé, à vos sensations et pour prendre du temps pour vous. Si vous le réalisez le soir avant d'aller vous coucher, cela pourra même favoriser le sommeil. Le massage aura également un effet bénéfique sur votre peau et votre circulation sanguine. Il vous faudra une huile (celle de la recette contre les vergetures ci-dessus sera parfaite) ainsi qu'une musique douce pour rendre ce moment encore plus agréable.

« Je suis fatiguée, alors pourquoi je dors mal ? »

Tous ces changements hormonaux, physiques et psychiques viennent perturber votre sommeil. La progestérone du début de grossesse, nous l'avons vu, peut provoquer une fatigue extrême et, par conséquent, une forte somnolence. Il n'est pas rare que les futures mamans souffrent aussi d'insomnie. Entre les possibles anxiétés, le corps parfois dou- loureux et les fréquentes envies d'uriner, il n'est pas toujours aisé de bien dormir en étant enceinte. La grossesse est aussi une période où les rêves et les cauchemars se font plus présents et puissants. De plus, en fin de grossesse, le gros ventre peut vous empêcher de trouver une position confortable. Si vous aviez l'habitude de dormir sur le ventre, il faudra apprendre à faire autrement !

- **Les coussins d'allaitement sont particulièrement utiles pour dormir en fin de grossesse,** afin de caler votre ventre et de soulager d'éventuelles tensions.

- **Il est recommandé de dormir du côté gauche pendant la grossesse,** ce qui permet de libérer la veine cave et de favoriser les échanges placentaires. Cependant, l'écoute de votre corps reste le meilleur indicateur pour savoir quelle position vous convient le mieux !

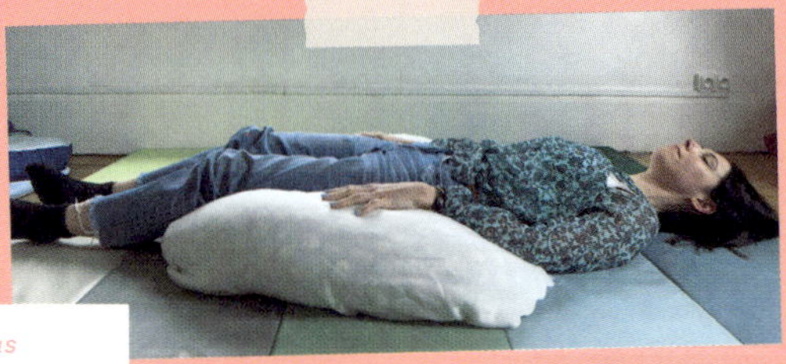

Sous les jambes

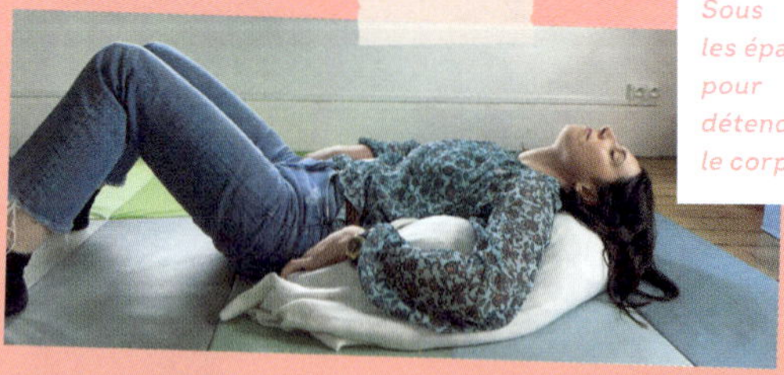

Sous les épaules pour détendre le corps

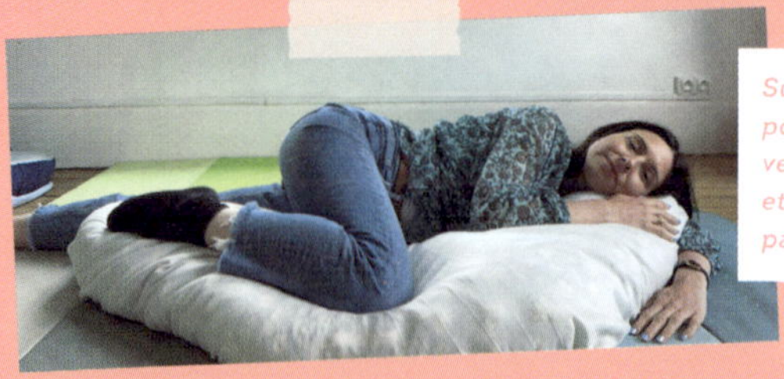

Sur le côté pour un ventre léger et une nuit paisible

« Comment soulager les nausées de grossesse ? »

Le pic des nausées se situe autour de 9 semaines de grossesse. Elles disparaissent la plupart du temps vers la 14e semaine.

- **Le gingembre est recommandé pour soulager les nausées de grossesse.** De nombreux autres produits existent en pharmacie, demandez conseil à votre pharmacien(ne).
- **Essayez de fragmenter vos prises alimentaires** car les nausées ont tendance à s'accentuer lorsque l'estomac est vide. Vous pouvez, par exemple, grignoter un petit quelque chose avant de vous lever du lit le matin.
- **Vaporisez de l'eau florale de lavande ou de menthe poivrée sur un tissu et respirez-le** dès que vous vous sentez trop nauséeuse.

Malheureusement, dans de rares cas, il arrive que certaines femmes souffrent de nausées jusqu'à la naissance. Si les nausées sont trop importantes ou que vous perdez du poids, parlez-en rapidement à votre médecin traitant ou votre sage-femme qui pourra vous proposer des solutions.

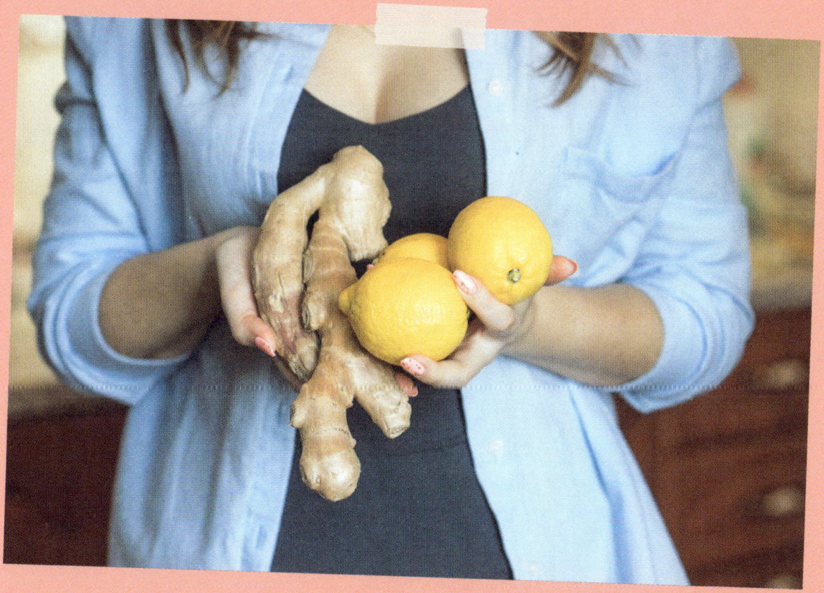

« Ma libido fait des siennes, est-ce normal ? »

Le grand chamboulement hormonal de la grossesse impacte naturellement la libido. Bien entendu, chaque femme, et chaque couple, réagit différemment à tous ces changements, et cela fluctue en fonction de l'état de la future maman, mais aussi du moment de la grossesse.

- **Lors des trois premiers mois,** la fatigue et les nausées peuvent entraîner une baisse de libido. Certaines femmes seront aussi préoccupées par tout ce qu'elles vivent, ce qui ne les rend pas forcément disponibles pour avoir des rapports intimes. Il est important dans ces moments-là de vous écouter tout en préservant l'intimité de votre couple.

- **Lors du deuxième trimestre,** certains maux s'atténuent, l'état physique de la future maman est généralement bon et le placenta sécrète des œstrogènes qui stimulent la libido. Cela apporte un certain état d'ex- citation. Les seins et le clitoris peuvent, pour leur part, être plus sen- sibles aux caresses et aux stimulations.

- **Lors du dernier trimestre,** le ventre prend beaucoup de place, le bébé est bien présent et se manifeste. Quant à la femme, elle peut se sentir plus fatiguée par toutes ces modifications physiques. Une diminution des rapports sexuels est donc normale à ce stade.

Certaines manifestations physiques peuvent compliquer les rapports sexuels :

- **durant la grossesse, la femme peut souffrir de sécheresse vaginale,** nécessitant l'utilisation d'un lubrifiant ;

- **les varices vulvaires (gonflement des lèvres) peuvent provoquer des douleurs** durant les rapports. Il existe des traitements, parlez-en à votre sage-femme ou gynécologue. Rassurez-vous, cela disparaîtra après la grossesse.

Quoi qu'il en soit, continuez à entretenir votre relation par des caresses, de la tendresse et des moments intimes ; la sexualité ne se résume pas à la pénétration et vous pouvez en profiter pour découvrir de nouvelles expériences. Douches, massages, caresses et autres moments de plaisir partagés pourront maintenir votre intimité de couple. Veillez à bien verbaliser et communiquer vos envies, ou besoins, avec votre partenaire.

« Peut-on allaiter un(e) aîné(e) pendant sa grossesse ? »

C'est un sujet trop peu abordé selon moi et, pourtant, c'est une question que se posent de nombreux parents. Malheureusement, nous entendons tellement d'idées fausses à ce sujet : que le lait va tourner, que les hormones de la grossesse vont nuire à l'enfant si c'est un petit garçon, que cela va provoquer une fausse couche ou même que vous n'aurez pas assez de nutriments pour l'embryon. Tout cela sème le doute, et pourtant OUI, vous pouvez continuer à allaiter en étant de nouveau enceinte, si vous et votre enfant le souhaitez.

- **Selon l'âge de votre précédent enfant et ses besoins, un sevrage est également possible.** La grossesse provoque une modification hormonale qui pourrait influencer vos émotions, votre humeur, ainsi que vos sensations (mamelons sensibles ou aversion). De plus, allaitement ou non, qu'on se le dise, être enceinte avec un enfant en bas âge est déjà bien fatiguant ! Prenez donc soin de vous et veillez à être bien entourée et soutenue.

- **Il se peut qu'au cours de la grossesse, au troisième trimestre souvent, votre enfant se mette à refuser le sein,** car le lait redevient colostral. Le colostrum est le premier lait, très riche en immunoglobulines et en gras, qui accélère l'élimination des selles. Il peut perturber le transit et son goût est souvent peu apprécié par le bambin. L'allaitement peut également provoquer des contractions utérines (à cause de l'ocytocine libérée à la suite de la stimulation des mamelons). Cela ne pose généralement aucun souci, sauf si vous avez un utérus très contractile ou une menace d'accouchement prématuré. Il faudra alors en discuter avec un(e) professionnel(le) de santé, au cas par cas.

- **Parfois, l'allaitement s'arrête à l'initiative de votre enfant, de vous-même, ou malgré vous,** mais il est possible de reprendre un co-allaitement après la naissance. Il n'est pas rare que l'aîné(e) souhaite reprendre le sein en voyant son/sa petit(e) frère/sœur téter avec plaisir, alors ne l'en privez pas ! La plupart des femmes ayant vécu un co-allaitement témoignent d'une des plus belles expériences de leur vie (certes pas toujours facile). Le co-allaitement ne fera que rapprocher la fratrie. Il arrive cependant que l'aîné(e) souhaite de lui-même arrêter de téter afin de marquer sa différence avec le plus petit et d'affirmer sa volonté de grandir.

Chaque histoire d'allaitement et de co-allaitement est unique !

« Quid de mon alimentation ? »

Les produits laitiers, indispensables ?

De nombreuses femmes enceintes pensent, à tort, qu'il faut à tout prix augmenter leur consommation de produits laitiers afin d'éviter les carences en calcium et d'assurer la bonne croissance du bébé. Il faut dire qu'on nous martèle dès notre plus jeune âge que ces produits sont indispensables. Contrairement à ce que l'on pourrait croire, le calcium présent dans les produits laitiers n'est assimilable par l'organisme qu'à 32 % et cela peut entraîner une déminéralisation.

Privilégiez les sources de calcium présent dans les légumes comme les crucifères (toutes les variétés de chou, brocoli, cresson), les légumes à feuilles vertes (épinards, laitue, roquette) et les oléagineux (amandes, les noisettes, noix, noix de cajou), mais aussi les graines de sé- same et de lin. Concernant ces dernières, il est préférable de les consom- mer moulues, afin que le corps puisse mieux les assimiler (sinon elles ressortent entières dans nos selles et ne sont d'aucune utilité !).

Du gras oui, mais pas n'importe lequel

Les femmes enceintes se focalisent souvent sur la prise de poids en limitant leur consommation de gras. Cependant, du bon gras de type oméga 3 est nécessaire durant la grossesse, notamment pour la croissance du cerveau chez le bébé.

Attention à bien privilégier des aliments naturels plutôt que des aliments gras transformés. Parmi les aliments riches en bon gras, on retrouve les olives et leur huile, les poissons gras de type sardines, les avocats, les oléagineux...

L'importance des acides foliques, la vitamine B9

Votre médecin vous a peut-être prescrit des compléments d'acide folique dès votre projet de grossesse. En effet, ils favorisent la fertilité, aussi bien chez les femmes que chez les hommes, mais surtout, ils jouent un rôle très important dans le développement et la fermeture du tube neural. Ce dernier assure le bon fonctionnement du système nerveux de votre bébé, ce qui diminue le risque d'un handicap lourd touchant le cerveau la colonne vertébrale (spina bifida).

Les aliments riches en acides foliques sont les légumes vert foncé tels que les épinards, les blettes, les haricots beurre, les brocolis, mais aussi les légumineuses type lentilles, pois chiches, pois cassés et les fruits comme les oranges, les clémentines, le melon, etc.

3
Se préparer à donner la vie

Bien que la naissance soit un acte naturel, les couples souhaitent de plus en plus s'investir dans cette aventure en s'informant et se préparant. Chacun le fait déjà naturellement à sa manière, en se posant des questions, en discutant avec l'entourage, en se projetant. Par ailleurs, de plus en plus de moyens et d'outils se sont développés ces derniers temps pour permettre aux futurs parents de se rendre plus impliqués lors de la grossesse, de se détendre et de préparer le corps et l'esprit dans un monde où l'on est souvent déconnecté de la nature et de ses ressentis. Quelle que soit la manière de se préparer à donner la vie, l'essentiel est de pouvoir vivre l'expérience de la grossesse et de la naissance de la façon la plus positive.

CONTEXTE HISTORIQUE ET CULTUREL

Avant le XVIIe siècle, les femmes accouchent sans assistance médicale, partout dans le monde, y compris en France où les naissances se passent dans le foyer familial. Celles que l'on appelle les commères apportent leur soutien : ce sont des amies, voisines, membres de la famille en qui la future mère a confiance. La matrone peut aussi apporter son aide : c'est une figure d'âge mûr, reconnue pour son expérience, mais ne disposant d'aucune connaissance médicale. Les femmes sont alors libres de bouger et d'accoucher dans les positions qui leur conviennent. Les naissances ne sont pas forcément plus faciles : on estime le taux de mortalité entre 1 et 2 % au XVIIIe siècle.

C'est entre les XVIIe et XVIIIe siècles que les accoucheurs font leur apparition. Ces figures masculines sont alors les seules à pouvoir utiliser des instruments lors des naissances à risque. Ils modifient les pratiques en excluant les matrones de la naissance et en imposant de nouvelles mœurs comme la position dorsale, jugée moins « bestiale ».

À cette époque, une grande campagne de formation circule dans toute la France pour former les matrones, qui deviennent alors sages-femmes. Le soutien humain se perd au profit de la distance émotionnelle et de la froideur qui déshumanisent progressivement les naissances.

Au début du XIXe siècle, les femmes accouchent encore chez elles, car la mortalité est dix-neuf fois supérieure à l'hôpital à cause de la fièvre puerpérale, mais la découverte de l'asepsie va radicalement changer la donne. Désormais, l'hôpital sauve. Mais on y enfante dans la douleur, voire la souffrance et la solitude. C'est pourquoi, à la fin du XIXe siècle, les femmes exigent de pouvoir donner naissance sans douleur. Au XXe siècle, les naissances se déroulent majoritairement à l'hôpital et sont considérées comme des actes de soin. Les femmes perdent confiance en leur compétence à enfanter pour s'en remettre aveuglément et passivement au corps médical comme si l'intervention invasive de professionnels était une nécessité. Tout est contrôlé, dirigé et chronométré.

C'est dans les années 1960 que se développe la méthode Lamaze pour un accouchement sans douleur. C'est le début des préparations à la naissance prises en charge par l'État. L'accent est mis sur l'instauration d'un lien de confiance entre le soignant et la future maman ; cela révolutionne les naissances avant l'apparition de la péridurale, qui se démocratisera rapidement entre les années 1960 et 1980.

La naissance à l'hôpital est devenue un synonyme de sécurité et de modernité. La médecine a certes mis au service des femmes de nombreux progrès, tels que les échographies ou la césarienne, permettant de sécuriser les situations à risques, mais en l'espace de 200 ans à peine, elle a déshumanisé cet événement sacré et déconstruit un savoir ancestral, celui de donner la vie naturellement. Aujourd'hui, la naissance est perçue comme un acte dangereux qu'il faut contrôler, alors que nous avons toutes en nous les capacités à enfanter naturellement et sécuritairement dans la majorité des situations.

Dans les années 70, quelques gynécologues tels que Frédérick Leboyer et Michel Odent se mobilisent pour réhumaniser les naissances. Mais la France peine à évoluer en matière de naissances ; les petites maternités de proximité ferment les unes après les autres pour laisser place aux grands hôpitaux surchargés.

FAUT-IL SE PRÉPARER À ENFANTER ?

Si l'on considère l'humain comme un mammifère régi par ses instincts et sa physiologie naturelle, non, les femmes n'ont nul besoin de se préparer à enfanter. Leur corps et leur esprit se préparent naturellement, à l'image des transformations de la grossesse. Cependant, gardons en tête que l'être humain est un être social et que son cerveau le différencie des autres mammifères. L'environnement dans lequel il évolue ainsi que ses croyances, son entourage et sa culture influencent grandement sa façon d'aborder la naissance, à la différence des autres mammifères.

Aujourd'hui, les femmes sont imprégnées de millénaires de croyances et de peurs autour de la naissance. Elles n'ont pas forcément confiance en leur capacité et en leur corps. Il existe un certain conditionnement socioculturel autour de la naissance, qu'on le veuille ou non, et dont il n'est pas toujours évident de se défaire. Le mythe de la souffrance ainsi que le champ lexical de la naissance laissent sous-entendre que cet événement est synonyme de mauvais moment à passer et de danger. Travail, contractions, délivrance, accoucher, des termes qui en disent long sur la perte de pouvoir des femmes et le climat anxiogène qui règne lorsqu'il s'agit de naissance.

C'est pourquoi, je prends soin d'employer un vocabulaire plus doux et positif, avec des mots tels qu'enfantement, naissance ou encore voyage au lieu d'accouchement ou travail. De même, j'ai une préférence pour le mot vague plutôt que contraction. Le choix des termes est, selon moi, d'une grande importance, car il agit inconsciemment sur nos croyances. C'est à partir là que nous pouvons commencer le travail de déconstruction des croyances négatives.

La surmédicalisation des naissances entraîne une déshumanisation qui est contraire à la physiologie, étouffe l'instinct, le sentiment de confiance et de puissance des femmes. C'est pourquoi elles se posent mille et une questions et éprouvent le besoin de se préparer. Accoucher, oui, mais comment gérer la douleur ? Que va-t-il se passer ? Que faire ? Comment faire ?

Se préparer à la naissance devrait pourtant se résumer à déconstruire toutes les croyances limitantes, se faire confiance, connaître la physiologie et y croire. Or, plus la femme intellectualise la naissance et plus elle se met des barrières. Se préparer devrait seulement permettre de mieux appréhender la naissance, de se sentir outillée et actrice. C'est aussi une façon d'investir pleinement sa grossesse et de se faire du bien.

LES DIFFÉRENTES PRÉPARATIONS ET ACTIVITÉS POUR SE FAIRE DU BIEN DURANT SA GROSSESSE

Il existe différentes façons de se préparer, et certaines activités permettent justement à la femme de prendre confiance en son corps, de mieux le connaître, de se détendre et de nouer un lien avec l'enfant à venir. Voici un petit tour d'horizon de différents outils qui permettent de bien vivre sa grossesse.

La sophrologie

Du grec *sôs*, « harmonie » et *phren*, « esprit », la sophrologie est une pratique psychocorporelle permettant d'atteindre un état de détente et de relaxation profonde. Elle utilise la respiration tout comme la visualisation et peut être très bénéfique, aussi bien durant la grossesse que le jour de la naissance. C'est une des préparations fréquemment proposées aux futures mamans. Elle peut être pratiquée dès le début de grossesse ou au cours du deuxième trimestre.

L'haptonomie

Elle permet d'entrer en communication avec votre futur bébé grâce au toucher affectif, aux caresses, à la chaleur, etc. De nombreuses futures mamans la pratiquent de façon plus ou moins naturelle et instinctive mais, au cours des séances (environ huit avec un(e) professionnel(e)), vous allez véritablement apprendre à interagir, à entrer en communication avec votre enfant et à percevoir ses réponses.

Le co-parent peut aussi participer. C'est un outil incroyable qui permet d'établir les premiers liens et de créer de l'attachement.

Vous pourrez également reproduire à la maison ce que vous apprendrez lors des séances et le mettre en pratique le jour de la naissance afin de rester liée à votre bébé. Il est même possible de poursuivre les séances après la naissance afin d'accompagner le bébé dans sa motricité et son autonomie.

L'aquagym prénatale

L'aquagym permet de maintenir une bonne tonicité et une bonne condition physique durant la grossesse. Elle fait également travailler la respiration. L'immersion apporte une sensation de légèreté, surtout en fin de grossesse, cela aide à la relaxation tout en soulageant certains maux physiques. Une sage-femme encadre les cours et répond aux inquiétudes des futures mamans.

La danse prénatale

La danse prénatale invite les femmes à se libérer par des mouvements en faisant circuler les énergies et en évacuant les tensions. Elle aide à s'approprier ce corps qui change et à se maintenir en forme physique. À travers la danse, la femme peut célébrer la maternité tout en berçant son bébé. C'est une activité à la fois physique et divertissante, qui apporte joie et sérénité. Sonia Duchesne[1], danseuse professionnelle, a créé MamDanse®, une approche spécifique qui respecte les particularités de la grossesse. Elle propose des cours et forme des coachs dans toute la France. Des kits sont aussi disponibles en ligne pour se mettre à la danse sans bouger de chez soi.

Naître enchantés

Cette pratique, développée par Magali Dieux[2], permet à la femme d'utiliser les vibrations sonores qu'elle peut produire avec sa bouche pour apaiser la douleur. L'objectif est aussi de travailler le réflexe de crispation face à la contraction, afin de le déconditionner. Le co-parent peut pleinement y participer en faisant des vocalises pour accompagner sa partenaire. Les futurs parents peuvent ainsi s'entraîner tous les jours à la maison et mettre en pratique le chant au moment de la naissance. Bonne nouvelle, vous n'avez pas besoin d'être de bons chanteurs pour vous y mettre !

[1] https://danse-prenatale.com/sonia-duchesne/
[2] https://naitreenchantes.com/

L'hypnose

La méthode HypnoNaissance® de Mongan[3] travaille sur la relaxation en cinq séances. Elle permet à la femme de se mettre en état d'auto-hypnose. Cela s'accompagne de techniques de respiration, de visualisations et d'affirmations positives qui aident à se relaxer profondément. Elle favorise la connexion avec le bébé et permet de travailler en profondeur sur ses peurs ou blocages pour appréhender la naissance de manière sereine et positive.

Le yoga prénatal

Le yoga permet d'apaiser le corps et l'esprit et de bien respirer durant la grossesse. De nombreux cours sont tout à fait adaptés et spécifiques aux femmes enceintes. Il permet de se maintenir en forme, de soulager certains maux, de se relaxer et d'être plus à l'écoute de son corps. Il favorise une bonne oxygénation et prépare le corps à la naissance en maintenant une bonne souplesse. Bernadette Degasquet est l'une des grandes figures du yoga prénatal en France[4].

La méthode Bonapace

Cette méthode créée par Julie Bonapace[5] met en pratique des techniques simples afin de réduire les interventions médicales et d'atténuer la douleur. Les cours se déroulent en ligne et sont composés à la fois d'une partie théorique et d'exercices pratiques. Accompagnés d'un(e) professionnel(le) de santé (médecin, sage-femme) les futurs parents apprennent des techniques de massages, d'étirements, de relaxation et de digitopression afin de mieux gérer la douleur, de favoriser l'implication du co-parent et d'apaiser la maman.

La préparation à la naissance classique

Elle se déroule au cabinet de la sage-femme ou à la maternité et se compose de huit séances prises en charge par la Sécurité sociale. Divers sujets théoriques y seront abordés comme les contractions, la respiration, la poussée, la valise de maternité, l'allaitement... Elle s'accompagne d'exercices physiques de relaxation, de respiration et d'assouplissement.

[3] https://hypnonaissance.eu/
[4] https://www.degasquet.com/
[5] https://bonapace.com/fr/

L'aspect physiologique n'est pas forcément abordé ; il s'agit souvent d'une préparation dans un contexte de naissance médicalisée.

Parmi la multitude d'options qui s'offrent aux futurs parents, il vous appartient de choisir ce qui vous convient le mieux, à vous et à votre conjoint(e) qui sera aussi impliqué(e) lors de ces séances et durant la grossesse. Il n'est pas interdit d'utiliser plusieurs de ces méthodes pour vous faire du bien, renforcer les liens avec votre futur bébé et vous outiller pour le jour J.

J'ai également créé une approche naturelle en ligne, en complément du suivi médical, à suivre à votre rythme et depuis chez vous en illimité. Vous y trouverez des vidéos complémentaires à toutes les infos et astuces apportées dans cet ouvrage.[6]

PRÉPARER SON PÉRINÉE

Le périnée est un ensemble de muscles, de ligaments et de membranes qui s'étend du pubis au coccyx et qui soutient le vagin, la vessie et le rectum. Il joue un rôle important pour retenir les urines, les selles et les gaz. Il a également une fonction majeure dans le plaisir sexuel. Pendant la grossesse, ce plancher pelvien supporte beaucoup de tensions avec le poids du bébé, il a donc tendance à se relâcher.

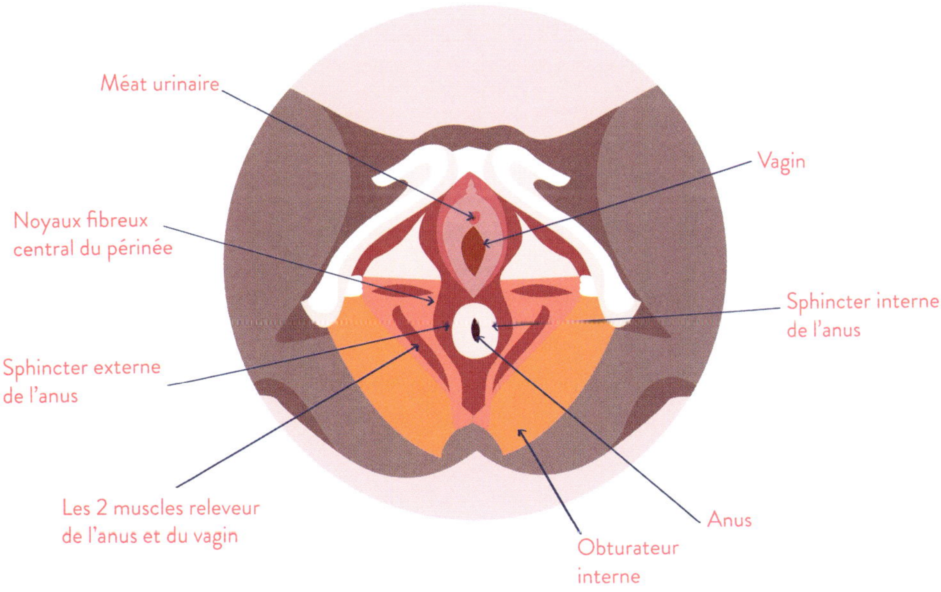

[6] https://lauriedaniel.didacte.com/

Pour préparer son périnée pour la naissance et après :

- **utilisez la position accroupie le plus possible durant toute la grossesse ;**
- **faites connaissance avec votre périnée :** pour cela, imaginez que vous avez un grain de riz dans les fesses et que vous voulez le faire remonter le plus loin possible. Les muscles qui se contractent sont ceux de votre périnée ;
- **pratiquez des massages du périnée.**

Tout cela aide à se familiariser avec cette sensation inconnue ressentie au moment de la naissance et à l'inscrire dans son subconscient. Il s'agit d'atténuer le réflexe défensif du périnée lorsqu'il se referme en entraînant peur et blocage. Le cerveau, ayant assimilé cette sensation à quelque chose de connu et de non-douloureux, sera plus à même d'envoyer un message positif au corps pour rester « ouvert ». Par ailleurs, masser son périnée fait également travailler la détente et le souffle ; cela va augmenter l'élasticité du périnée et diminuer les risques de déchirures.

Comment masser son périnée ?

Vous pouvez commencer à partir du 8e mois de grossesse. L'important est de pratiquer les massages le plus régulièrement possible afin que le corps et l'esprit intègrent bien ces nouvelles informations.

Après avoir soigneusement lavé vos mains, installez-vous dans un endroit confortable et intime. Soignez l'ambiance afin que cela soit propice à la détente ; n'hésitez pas à mettre une petite musique douce si c'est plus agréable pour vous. Utilisez une huile de massage spéciale périnée ou une huile de coco qui est adaptée aux muqueuses vaginales. Optez pour une position confortable et dans laquelle vous avez facilement accès à cette zone (par toujours évident avec le gros ventre !). Certaines femmes s'installeront semi-allongées tandis que d'autre préfèreront se mettre debout avec une jambe légèrement relevée sur une chaise.

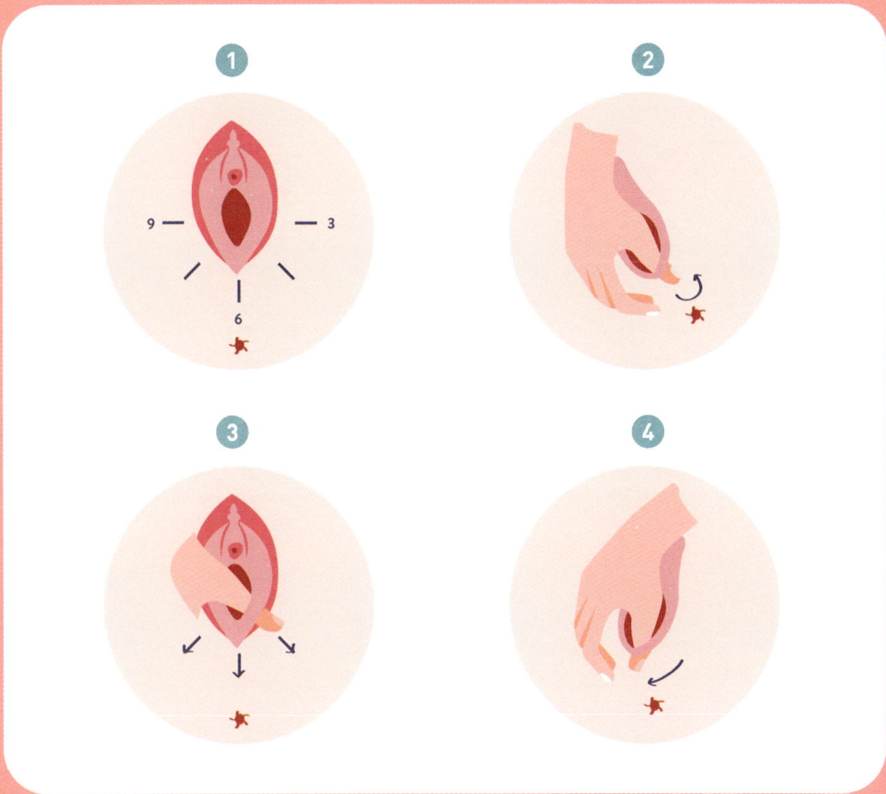

1 Commencez par respirer profondément et calmement. Sentez la détente s'installer dans votre corps ; votre périnée doit être complètement relâché.

2 Massez l'extérieur, sur les côtés de la vulve en faisant des petits gestes circulaires.

3 Introduisez légèrement votre pouce de quelques centimètres dans le vagin et étirez vers le bas en faisant un mouvement de droite à gauche.

4 Faites des petits mouvements circulaires sur toute la partie inférieure.

Le massage du périnée ne doit pas être douloureux, mais il peut être désagréable ou déstabilisant les premières fois. 5 à 10 minutes suffisent pour le réaliser. La seule contre-indication est la présence de varices vulvaires ou d'hémorroïdes.

Les exercices de Kegel

Ils permettent de préparer le périnée au passage du bébé, de maintenir une bonne tonicité des muscles et ainsi de limiter la survenue de fuites urinaires. Cela peut aussi ménager la reprise des rapports sexuels. Très simples à réaliser, on peut les pratiquer n'importe où et n'importe quand : en voiture, en regardant la télé, en marchant dans la rue...

- **Imaginez de nouveau le petit grain de riz dans l'anus ;** l'ascenseur est au premier niveau. Vous contractez pour le faire monter au deuxième, puis au troisième et enfin au quatrième niveau.
- **Là, vous maintiendrez la contraction le plus longtemps possible ;** 10 secondes est l'idéal.
- **Puis, relâchez par étape** dans les niveaux, en sens inverse.
- **Répétez cet exercice plusieurs fois par jour.**

Jouer avec son périnée

Si vous n'êtes pas très assidue avec des exercices trop théoriques, vous pouvez le faire aussi de manière plus ludique. Maintenant que vous savez localiser votre périnée, amusez-vous simplement à le contracter et à le relâcher quand vous en avez envie. Faites-le danser, donnez-vous des défis à relever ! Prêtez surtout attention à votre périnée et à vos sensations, bref, faites preuve de créativité. Cela ne pourra pas vous faire de mal.

ATTENTION

Ne pratiquez pas le « stop pipi »

Il fut un temps où l'on recommandait aux femmes de pratiquer le « stop pipi » pour tonifier leur périnée. Cet exercice consiste à stopper la miction aux toilettes en interrompant le jet d'urine. Malheureusement, c'est une fausse bonne idée : stopper le jet d'urine perturbe le réflexe de miction ainsi que la continence. De plus, cela favorise les infections urinaires. À fuir donc !

4
Faire des choix éclairés

UNE NAISSANCE EN CONSCIENCE

Quelques mots sur la notion de consentement : avant tout acte médical, votre consentement doit être recueilli. Ce consentement doit être « libre et éclairé » selon l'article 36 du Code de déontologie médicale. Le ou la professionnel(le) doit vous informer sur votre état et sur les soins qu'il vous propose ainsi que sur les éventuels risques (article 35). Ce consentement est souvent donné à l'oral, sauf dans certains cas prévus par la loi où il est écrit.

Le fait de participer à la prise de décisions contribue à la satisfaction et aux sentiments positifs des femmes vis-à-vis de leur accouchement. Pour être impliquée, il est essentiel d'être informée et de savoir ce que l'on souhaite pour préparer au mieux la naissance du bébé. Connaître la physiologie est certes important, mais connaître également tous les actes susceptibles d'être pratiqués par les professionnel(le)s sur le corps de la femme et du bébé permet de se projeter et d'éviter l'effet de surprise. Cela renforce donc l'implication, le contrôle et la satisfaction des femmes. On évite aussi le sentiment de « si j'avais su ».

LE CHOIX DU LIEU DE NAISSANCE

Construire un projet de naissance, c'est avant tout réfléchir à ce que l'on souhaite, puis choisir le lieu en fonction de nos désirs.

A-t-on vraiment le choix en France ?

L'immense majorité des naissances se déroulent en milieu médical. Les femmes n'ont pas énormément d'alternatives ; la France ne comptabilisait que huit maisons de naissance jusqu'en 2021, à titre expérimental, alors que de nombreuses futures mères souhaiteraient enfanter dans ce type d'établissement. D'autres maisons de naissance devraient ouvrir dans l'Hexagone ces prochaines années. Pour leur part, les naissances à domicile sont autorisées en France, mais ne concernent que 0,2 % des naissances. Bien qu'encadrées médicalement par une sage-femme libérale expérimentée, ces naissances se font rares par manque de professionnel(le)s, forcé(e)s d'exercer illégalement à cause de frais d'assurances exorbitants. Malheureusement, cela conduit de plus en plus de couples à opter pour une naissance non-assistée.

Briser les idées reçues sur la naissance à domicile

En France, la naissance à domicile est souvent perçue comme un acte risqué, un « retour en arrière » tandis que la médicalisation est bien souvent associée au progrès et à la sécurité. C'est pourquoi de nombreuses personnes ont une image erronée de la naissance à domicile. Bien au contraire, l'évolution des connaissances et de la médicalisation devraient permettre aux femmes de donner naissance dans la chaleur de leur foyer, en toute sécurité. En effet, les complications peuvent être décelées et anticipées grâce aux échographies et au suivi de grossesse, ce qui n'existait pas autrefois et engendrait bien des drames, quel que soit le lieu de naissance.

Les avancées médicales pourraient justement assurer une médicalisation raisonnée des grossesses à risque et laisser le choix du lieu d'enfantement aux femmes présentant une grossesse sans facteurs de complication apparents. Par ailleurs, la présence d'une sage-femme, d'autant plus si celle-ci est experte en naissance physiologique, permet de réagir de manière sécuritaire en cas de complications ; un transfert vers un hôpital est alors possible. Il n'est pas impossible d'allier les bienfaits de la médicalisation tout en préservant la physiologie et les bonnes conditions de naissance, pour une expérience positive.

Certains pays ont mis en place une organisation permettant d'allier le confort de son foyer et la sécurité médicale, là où la France a encore une vision d'opposition entre les deux. Comme pour toute chose, c'est une question d'équilibre. Lorsqu'on respecte et fait confiance à la physiologie, la naissance se déroule généralement de façon rapide et sécuritaire. Il n'est pas question de remettre en cause les bienfaits de la médicalisation, mais de prendre conscience que la surmédicalisation n'est malheureusement pas adaptée en ce qui concerne la majorité des naissances.

De plus, une étude portant sur près d'un million de naissances dans huit pays a démontré qu'il n'y avait pas plus de risques dans les accouchements à la maison que ceux en l'hôpitaux (en cas de grossesse sans facteurs de complication).

Pour leur part, les plateaux techniques se développent de plus en plus, mais restent accessibles à une minorité de femmes. Ce sont des « salles nature » indépendantes au sein même d'une maternité. On y retrouve une ambiance tamisée, une baignoire, un lit non médicalisé, un ballon, des lianes, etc. Tout est fait pour protéger la physiologie. La femme s'y rend avec sa sage-femme libérale, qui l'a accompagnée dans sa grossesse, et avec la personne de son choix. Par la suite, elle rentre chez elle environ deux heures après la naissance. En cas de complications, il n'y a qu'à pousser la porte pour être admise en maternité.

Donner naissance à l'hôpital

Les salles de naissance sont des lieux peu accueillants. Il y fait souvent froid, les lumières sont vives et l'environnement bruyant. Or, un environnement favorable est essentiel pour le bon déroulement d'une naissance de manière physiologique. Rassurez-vous malgré tout, hôpital et physiologie ne sont pas totalement incompatibles, à condition que l'environnement et l'attitude des soignant(e)s soient en adéquation avec le respect de celle-ci. De nombreuses maternités ont la volonté d'offrir aux femmes des conditions de naissances dans le respect de la physiologie. Malheureusement, elles se heurtent souvent à un manque de personnel et de moyens. Les équipes sont alors contraintes de donner la priorité aux conditions sécuritaires et techniques.

Si vous prévoyez d'y donner naissance, pensez aux alternatives possibles pour améliorer au maximum votre environnement et votre confort. Pourrez-vous baisser l'intensité des lumières ? Porter des vêtements chauds ? Écouter une musique qui vous plaît ? Bouger librement ? N'oubliez pas qu'il s'agit de votre corps, de votre bébé et de vos choix. C'est un événement unique ! Visitez les lieux et discutez avec l'équipe soignante en amont ; cela vous mettra plus en confiance et vous aidera à préparer vos souhaits de naissance en collaboration avec le personnel médical.

Les actes médicaux

La médicalisation des naissances implique de nombreux actes dont vous devez avoir connaissance. Bien entendu, l'ensemble des actes ne peut être recommandé ou déconseillé de façon générale car la naissance reste un événement individuel qui implique de prendre en considération un ensemble de paramètres. Cela nécessite une réflexion personnelle, consciente et responsable. L'objectif n'est pas de se braquer contre la médicalisation ni de tout accepter aveuglément, mais bien de pouvoir s'impliquer dans la réalisation ou non des actes en ayant un regard éclairé. Voici une liste non-exhaustive d'actes médicaux sur lesquels vous pouvez vous informer et vous questionner en avance.

- **Le déclenchement :** c'est le fait d'interrompre la grossesse de façon artificielle pour déclencher le travail et faire naître le bébé. La principale indication est le dépassement de terme, mais certaines causes médicales peuvent également justifier un déclenchement. Il existe différentes méthodes, de façon locale par tampon ou application de gel au niveau du col de l'utérus ou, de façon plus générale, par perfusion ou comprimé. Il y a cependant certaines conditions à respecter, car le déclenchement peut entraîner un enchaînement d'actes médicaux et un travail plus long et douloureux.

- **Le décollement des membranes :** c'est souvent un acte douloureux destiné à déclencher les contractions. La sage-femme vient décoller les membranes au niveau du col de l'utérus en y passant un doigt. Ce geste n'est pas dangereux, mais n'est pas toujours efficace et peut conduire à un déclenchement médicamenteux.

- **La rupture artificielle de la poche des eaux :** cette intervention est indolore, mais n'est pas sans conséquences. Elle consiste à venir percer la poche des eaux. Une femme n'ayant pas de péridurale sentira ses contractions s'intensifier, la conduisant souvent à y avoir recours. De son côté, le bébé n'est plus protégé par les eaux ; il vit donc les contractions plus intensément et le risque d'infection est augmenté si la naissance tarde.

- **Le monitoring en continu :** il se présente sous forme de capteurs que l'on vient placer sur le ventre de la future maman à l'aide de sangles élastiques. Il aide à surveiller le rythme cardiaque du bébé ainsi que les contractions. Ce dispositif peut contraindre les mouvements de la femme et générer du stress. Les études ont démontré que l'utilisation du monitoring pouvait se faire par intermittence plutôt qu'en continu pour les naissances considérées à bas risque.

- **La perfusion d'hormones de synthèse :** elle provoque des contractions plus intenses et bloque la sécrétion d'ocytocine naturelle. Vous devez être informée de son utilisation et donner votre consentement. Elle ne doit pas être systématique.

- **La péridurale :** c'est une technique d'anesthésie locale qui sert à soulager la douleur provoquée par les contractions et l'accouchement. Renseignez-vous sur les taux de péridurales pratiquées dans votre maternité ainsi que sur les alternatives proposées si vous ne la souhaitez pas. L'investissement de l'équipe soignante concernant la prise en charge de la douleur est également un critère important.

- **Les touchers vaginaux :** c'est un examen qui consiste à déterminer l'état et l'ouverture du col de l'utérus. Pour ce faire, la sage-femme introduit les doigts jusqu'au col. Cet examen est le seul indicateur physique permettant au soignant de juger de l'évolution du travail. Or, le col de l'utérus étant un sphincter, il ne s'ouvre pas de façon constante et régulière. Une observation de la femme, de son état et de son ressenti pourrait suffire à indiquer l'avancée du travail et ainsi diminuer le recours au toucher vaginal. Cependant, cela implique une présence constante souvent impossible pour les soignants en milieu hospitalier.

BON À SAVOIR

Selon l'OMS, les touchers vaginaux répétés ou systématiques pendant la grossesse et le travail sont sans grand intérêt et devraient être limités à une fois toutes les 4 heures durant le premier stade du travail.

• L'épisiotomie : c'est une incision réalisée sur les muscles du périnée au moment du passage du bébé afin de faciliter ou d'accélérer sa sortie. Elle est malheureusement souvent pratiquée à tort et n'est pas sans conséquences pour le corps de la femme. Le recours à une telle pratique doit être limité. Bonne nouvelle : en France, les pratiques évoluent et le taux d'épisiotomie est en baisse depuis quelques années.

• La poussée dirigée : il s'agit d'une poussée non naturelle, guidée par les soignant(e)s. Si vous ne la souhaitez pas, il vous suffit de demander au personnel médical de vous laisser faire. En effet, lors d'une naissance physiologique, ou sans péridurale, la poussée se fait naturellement et ne requiert aucune aide.

• L'interdiction de boire et de manger : cette interdiction a uniquement un but préventif, mais est considérée par l'OMS comme une pratique fréquemment utilisée à tort. Le voyage de la naissance peut être long et nécessite beaucoup d'énergie et donc peut donner faim. Certaines femmes auront faim durant l'accouchement, tandis que d'autres se sentiront nauséeuses ou n'auront aucune envie de manger. Dans tous les cas, il est important de pouvoir s'hydrater convenablement.

• Le port d'une blouse durant l'accouchement : le fait d'enfiler une blouse d'hôpital n'est d'aucune utilité médicale, cela équivaut à affubler la personne qui accouche d'un costume de « patiente », alors qu'elle n'est pas malade. Garder ses propres vêtements permet de se sentir plus à l'aise, par respect pour sa pudeur, pour marcher, bouger ou rester soi-même. Parfois, l'expulsion est plus confortable dénudée. Il convient évidemment de choisir des vêtements confortables et qui soient adaptés.

• La position allongée durant l'accouchement : nul ne devrait contraindre la femme qui accouche à rester allongée et immobile si elle souhaite se mouvoir librement. La liberté de mouvement et le choix de positions autres que la dorsale devrait être encouragés (selon l'OMS). Cela facilite le travail, soulage la douleur, rend la femme plus impliquée et actrice de la naissance.

• **Le rasage de la vulve et du pubis :** on rase généralement la vulve et le pubis pour des raisons d'hygiène, mais cet acte n'a aucun intérêt médical lorsqu'il est réalisé de façon protocolaire ou systématique.

• **La pose d'une sonde urinaire :** elle peut être utile en cas de péridurale, car la femme qui accouche peut ne pas sentir l'envie d'uriner. Cependant, dans le cas où elle garde toutes ses sensations, elle est tout à fait capable de s'en rendre compte. Il ne faut pas hésiter à l'encourager à satisfaire ce besoin et à l'aider à se rendre aux toilettes.

Les souhaits de naissance

Selon l'enquête nationale périnatale publiée en octobre 2022, le nombre de femmes ayant rédigé un projet de naissance a triplé entre 2016 et 2021, mais elles sont encore peu nombreuses à faire cette démarche : environ 10 % seulement. Les demandes exprimées de manière fréquente sont : faire du peau-à-peau avec le bébé, marcher et changer de position comme elles le veulent et limiter les actes médicaux.

Le but n'est pas de tout détailler avec précision, mais plutôt d'avoir des souhaits réalisables et construits, en collaboration avec les professionnel(le)s. Vos envies peuvent évoluer tout au long de la grossesse et même le jour J. Elles ne doivent pas avoir l'aspect d'un contrat strict et ne garantissent pas que tout se déroule comme vous l'aviez imaginé. Gardons en tête qu'une naissance, c'est 100 % d'imprévisible, mais qu'il est possible de se rapprocher au plus près de ce à quoi on aspire.

Vos souhaits de naissance sont le reflet de vos désirs, conscients et éclairés selon vos connaissances, de votre histoire et de vos possibilités. Mieux vaut donc éviter de copier les souhaits de votre meilleure amie ou de prendre un projet tout fait sur Internet. Vos souhaits vous appartiennent pleinement.

- **Listez vos souhaits les plus importants.**
- **Faites le tri et laissez les autres de côté.**
- **Créez plusieurs petites catégories,** que vous pouvez séparer en deux : à éviter/à privilégier.

Par exemple

- « Pendant le travail, j'aimerais : »
- « Pour la gestion de la douleur : »
- « Au moment de la poussée : »
- « En cas de césarienne : »
- « Au moment de la naissance, je souhaite : »
- « Les soins concernant mon bébé : »
- « Au moment de l'expulsion du placenta : »

Si la naissance est prévue par césarienne, vous avez la possibilité d'écrire vos souhaits de façon totalement adaptée.

Par exemple

- « Dans la mesure du possible, j'aimerais : »
- « Avant la césarienne : (me raser toute seule, avoir une anesthésie locale afin de rester consciente, me détendre à l'aide de...) »
- « Pendant la césarienne : (avoir la présence de... qu'on m'explique chaque acte, pousser pour aider la sortie du bébé, écouter de la musique...) »
- « Après la césarienne : (faire du peau-à-peau, garder mon bébé contre moi, que le cordon soit coupé à tel moment et par telle personne...) »
- « Concernant mon bébé, s'il va bien : (peau-à-peau, première tétée, soins retardés, non séparation, administration de vitamines, premier bain, clampage du cordon, biberon ou allaitement...) »

L'OMS propose un guide que je vous recommande de consulter. Grâce à lui, vous pouvez vous informer sur les pratiques et vous appuyer sur ces recommandations pour établir votre projet.

Vous pouvez lire ce guide en scannant ce code.

MON PROJET DE NAISSANCE

Mes souhaits

À éviter

2.

BIEN VIVRE LA NAISSANCE

1
La physiologie de la naissance

Du grec *phusis*, « la nature » et *logos*, « la science », la physiologie est l'équilibre mécanique, physique et biochimique des organismes vivants. La physiologie de la naissance consiste donc à faire confiance à cet équilibre, à son corps et à son bébé. C'est un peu comme respirer, digérer, dormir, éliminer, etc. Le corps sait comment faire sans avoir besoin de réfléchir ou d'être aidé.

Il est primordial de s'imprégner de cette notion de physiologie qui vous permettra une meilleure compréhension de la suite de cet ouvrage. Le corps de la femme possède une grande adaptabilité pour porter la vie, et les transformations s'opèrent de façon naturelle, sans aucune intervention. La grossesse est donc un processus physiologique et il en est de même pour la naissance.

Tout comme le ventre sait s'arrondir naturellement au fil des mois de grossesse, le corps sait donner naissance et le bébé sait comment naître.

LES TROIS GRANDS TYPES DE NAISSANCES

Nous pouvons classifier trois grands types de naissances.

- **La naissance physiologique :** c'est lorsque le corps de la femme enfante sans intervention extérieure. C'est tout le processus chimique et mécanique qui se met en œuvre naturellement.

- **La naissance eutocique :** c'est une naissance qui se déroule sans difficultés, où le « travail » se lance spontanément avec un bébé se présentant la tête en bas, mais dont le déroulement peut être influencé par des interventions extérieures.

- **La naissance dystocique :** c'est une naissance difficile, qui nécessite des interventions médicales, voire chirurgicales, comme la césarienne. Ces difficultés peuvent être d'origine maternelle, fœtale ou annexe (placenta, cordon ombilical…). Toutefois, les naissances à risque ne représentent qu'une petite proportion. Par ailleurs, le suivi actuel des grossesses permet d'anticiper un grand nombre de complications afin de pouvoir correctement les prendre en charge.

Il est important de préciser que dans ces trois catégories de naissances, la femme met au monde et vit intensément cet événement, quelle qu'en soit la manière. Chaque naissance est unique. Une césarienne, par exemple, bien qu'étant une intervention chirurgicale, reste avant tout la naissance d'un être humain. C'est un acte puissant auquel on ne doit pas enlever la dimension humaine.

Mantra : « mon corps sait enfanter et mon bébé sait venir au monde »

L'ENFANTEMENT : UN PROCESSUS PHYSIQUE ET HORMONAL DIRIGÉ PAR LE CERVEAU

Pour qu'une naissance se passe de façon physiologique, il est nécessaire que tout l'équilibre du processus soit respecté. Cet équilibre se met en place grâce au cerveau reptilien, siège de nos comportements primitifs, qui gère les fonctions organiques : manger, dormir, respirer… et enfanter ! Pour laisser agir notre cerveau reptilien, qui sécrète les bonnes hormones nécessaires à la mécanique d'une naissance rapide et facile, l'intellect (néocortex) doit se mettre au repos. Imaginez-vous en train d'essayer de vous endormir avec un cerveau en ébullition : c'est impossible !

LES GRANDES HORMONES DE LA NAISSANCE

La naissance est un processus mécanique qui dépend de la sécrétion hormonale libérée par le cerveau archaïque. En effet, ce sont ces différentes hormones qui vont permettre au corps de donner naissance dans les meilleures conditions. Elles influencent, entre autres, les contractions et leur efficacité, ainsi que la sensation de douleur.

Les prostaglandines

Elles sont secrétées en fin de grossesse pour préparer le col de l'utérus en l'aidant à maturer, à se raccourcir et à s'effacer. Par ailleurs, au moment de la mise en route de l'enfantement, les prostaglandines augmentent la réceptivité à l'ocytocine sur les parois de l'utérus, ce qui permet de rendre les contractions plus efficaces.

L'ocytocine

Le nom de cette hormone est tiré du grec « *ôkutokos* », qui signifie « naissance rapide ». C'est l'hormone de l'amour et de l'altruisme, sécrétée par l'hypothalamus. C'est elle qui permet les contractions efficaces de l'utérus. Elle joue également un rôle important dans l'allaitement maternel en permettant l'éjection du lait. Il existe aussi une ocytocine de synthèse, injectée par perfusion, notamment utilisée lors des déclenchements ou pour accélérer un travail qui stagne. Cependant, elle reste synthétique et n'agit pas de la même façon que l'ocytocine produite naturellement dans le corps qui a une action bien plus globale et bénéfique. C'est la raison pour laquelle elle ne devrait jamais être employée de façon systématique, mais au cas par cas.

Les endorphines

L'endorphine lie les termes « endogène », qui signifie « dans le corps », et « morphine », qui est un antidouleur. Les endorphines sont sécrétées en réaction à la douleur ou au stress. Ce sont des opiacés naturels qui permettent d'augmenter notre sentiment de bien-être. Elles diminuent les sensations de douleur, permettent l'ouverture du corps par un état de relâchement et jouent un rôle très important dans les comportements maternels, l'estime de soi et l'attachement.

L'adrénaline

L'adrénaline est l'hormone du stress et de la peur. Si la femme se sent stressée, si elle éprouve des résistances physiques ou mentales, l'adrénaline va ralentir ou stopper le processus physiologique pour qu'elle ait le temps de s'apaiser. Le stress va inhiber les hormones de bien-être nécessaires au bon déroulement de la naissance. Cela explique en partie pourquoi de nombreuses femmes voient leur travail avancer rapidement et efficacement à la maison puis observent un ralentissement des contractions en arrivant à la maternité. L'hôpital est un environnement inconnu, souvent stressant et si la femme ne parvient pas à se détendre, le processus se met en pause.

Cependant, l'adrénaline garde un double rôle : tantôt, elle ralentit le processus si ce n'est pas le bon moment ni les bonnes conditions, tantôt elle permet d'impulser une énergie incroyable juste avant la naissance du bébé.

Elle agit également en faveur de la naissance, comme un « boost » au moment où la tête du bébé arrive sur le périnée : elle donne alors l'énergie nécessaire et provoque l'expulsion du bébé par un « réflexe d'éjection ».

Un équilibre subtil

D'autres hormones jouent un rôle important dans ce processus complexe, comme la mélatonine par exemple (aussi appelée l'hormone du sommeil). C'est un ensemble qui permet au corps d'agir de la meilleure façon en accélérant ou, au contraire, en ralentissant les contractions, en atténuant les sensations douloureuses, en stimulant les comportements instinctifs et maternels, en donnant de l'énergie, etc.

En somme, toutes ces hormones dont notre physiologie dépend dépendent elles-mêmes de l'environnement, des conditions et de l'état physique et émotionnel dans lequel se trouve la future maman. La naissance contient aussi une part d'imprévus dont vous n'êtes pas responsable.

Récapitulatif

- **Prostaglandines :** permettent au col de l'utérus de se raccourcir puis de s'effacer.
- **Ocytocine :** permet des contractions efficaces.
- **Endorphines :** diminution de la douleur.
- **Adrénaline :** expulsion rapide et efficace.

2

Le co-parent dans le projet bébé

Si l'environnement joue un rôle primordial, les personnes présentes, elles aussi, par leur attitude, leur action, leur positionnement, peuvent favoriser ou au contraire entraver le déroulement d'une naissance.

QUELLE EST LA PLACE DU CO-PARENT ?

La société actuelle rend la présence du co-parent presque indispensable lors d'une naissance. Or, tout comme la femme qui enfante doit être libre d'avoir ou non une présence à ses côtés, le co-parent devrait pouvoir se sentir libre d'être présent(e) ou non. Mieux vaut un(e) partenaire en retrait qu'un(e) partenaire qui communique son stress, sa gêne, ses peurs ou son mal-être à la future maman. C'est la raison pour laquelle j'encourage les co-parents à se préparer à cette étape et, surtout, à communiquer à ce sujet au sein du couple et à laisser la porte ouverte à toute éventualité.

En effet, le/la partenaire vit aussi un énorme chamboulement émotionnel et accueille tout cela avec son histoire personnelle, sa culture et ses peurs. En conséquence, certaines personnes seront très confiantes et à l'aise avec cette idée alors que d'autres pas du tout. Et, parfois, la situation change ; rien n'est jamais figé ni prévisible. Quoiqu'il en soit, le co-parent fait partie intégrante de cet événement, qu'il/elle soit présent(e) ou non au moment de la naissance. L'idée est que tout le monde se sente bien et que rien ne soit imposé.

LA POSTURE DE L'ACCOMPAGNANT(E)

La personne qui soutient la femme en travail peut le faire de différentes manières : être très présent(e) ou préférer rester au calme et faire une activité apaisante. Les deux attitudes se valent tant qu'on garde un œil et une attention discrète sur la femme tout en lui faisant confiance et en la laissant agir.

Gardons en tête que chaque naissance est unique. De même, les besoins d'une femme ne sont jamais identiques à ceux d'une autre. Par ailleurs, tout évolue constamment durant une naissance, y compris les besoins de la femme. Il est tout à fait possible qu'une femme ait besoin de tranquillité puis soudain de présence ou vice-versa. Comme il est possible que, du début à la fin de l'accouchement, elle ne souhaite que de la tranquillité ou que de la présence d'un(e) accompagnant(e) D'où l'importance d'être flexible mentalement et de savoir adapter son attitude par rapport à l'autre.

Le choix de la personne « ressource » est donc important et ne devrait pas se limiter à une seule personne. Si l'accompagnant(e) a besoin de prendre un peu de distance, mais que la femme a besoin de soutien, une personne relais peut alors intervenir. C'est, dans le meilleur des cas, une personne qui connaît la future mère (son tempérament, ses attentes, ce qui la fait sourire, ce qui l'embête...), mais qui connait aussi la physiologie et donc l'attitude à adopter pour protéger au mieux la bulle et l'environnement de la future maman.

BON À SAVOIR

La doula est formée pour avoir connaissance du processus physiologique et des besoins de la femme en travail. C'est une personne ressource au service de la famille. Elle accompagne pendant la naissance, mais aussi avant et/ou après. Elle n'est pas là pour remplacer le co-parent ni le personnel médical, elle offre seulement une présence rassurante dans le respect des souhaits de chacun(e). Il lui arrive aussi de proposer des outils afin d'accompagner au mieux le couple ou la femme. De nombreuses études ont pu démontrer que la présence d'une doula permettait une diminution de :

- 50 % du taux de césarienne ;
- 25 % de la durée du travail ;
- 60 % des demandes de péridurale.

Il existe un annuaire des doulas sur Internet si vous en cherchez une : https://www.annuairedoula.com/

DES IDÉES POUR SOUTENIR LA FUTURE MAMAN

● Si elle a besoin de tranquillité :

– s'installer, lire un livre ou le journal selon vos habitudes, regarder un film ou une série avec le son au niveau minimum ;

– faire des mots croisés, mêlés, fléchés, un sudoku, etc. ;

● Si elle a besoin de soutien, vous pouvez l'encourager :

– par la parole, en lui disant des phrases positives, par exemple : « J'ai confiance en toi. », « Tu sais comment faire. », « Visualise notre bébé, il arrive. » ;

– par un regard assuré, aimant et confiant qui lui rappelle qu'elle est en sécurité et qu'elle a le pouvoir de mettre son bébé au monde ;

– par le toucher : caresses, massages, enlacement (sources d'ocytocine) ;

– par le mouvement : danse, étirements, bercements, suggestion de position, etc. ;

– par la respiration, en adoptant une respiration profonde et calme à ses côtés afin de la guider et de lui communiquer du bien-être ;

– par l'écoute, en accueillant ses paroles, en faisant des vocalises avec elle, des « oooooh » et des « aaaaah » notamment, et en la faisant rire.

● Dans tous les cas, l'accompagnant(e) devrait idéalement :

– connaître la femme qui enfante, ce qui lui fait du bien et la sécurise, mais aussi ses souhaits pour les (faire) respecter ;

– savoir la mettre en confiance, la faire se sentir en sécurité et à l'aise ;

– avoir envie d'être présent(e) et se sentir à sa place ;

– connaître les notions de physiologie et créer un espace rassurant ;

– savoir adapter son attitude en fonction des besoins et envies de la femme, par exemple, en proposant des choses ou, au contraire, en s'effaçant ;

– connaître ses limites, savoir s'écouter et partir si c'est trop difficile ;

– pouvoir être un(e) intermédiaire entre l'équipe soignante et la future maman.

3
Les vrais besoins de la femme qui enfante

Pour que le corps de la femme puisse donner naissance facilement et sans encombre, nous l'avons vu, un subtil équilibre hormonal est indispensable. Et pour ce faire, le cerveau et le corps ont besoin de certaines conditions permettant ce bon équilibre. Pour mieux comprendre une femme sur le point de mettre au monde un bébé et ce dont elle a besoin, nous pouvons comparer la naissance au sommeil, car tous deux dépendent de mécanismes physiologiques.

Je vous propose donc de faire un petit exercice : à l'aide d'un stylo, notez sur cette page tout ce dont vous avez besoin pour vous endormir. Cela vous permettra de mieux comprendre les conditions « indispensables » au fonctionnement de la naissance.

Ce qui me permet de trouver le sommeil :

- ....
- ....
- ....
- ....
- ....
- ....
- ....
- ....
- ....
- ....

Listez ensuite tout ce dont vous pensez avoir besoin pour la naissance. Comparez à présent vos réponses et observez à quel point les similitudes sont frappantes.

LA LIBERTÉ

Tout comme vous n'arriverez probablement pas à vous endormir debout, il est difficile de mettre au monde dans une position inconfortable ou forcée. Or, la position dorsale, encore couramment imposée en salle de naissance, n'est pas une position que les femmes utiliseraient naturellement pour enfanter. Non seulement elle va à l'encontre de la gravité qui pourrait faciliter la descente du bébé, mais, en plus, elle ne permet pas à la femme d'utiliser une position qui l'aiderait à soulager ses douleurs et à se sentir plus à l'aise. Au moment des contractions, les fibres de l'utérus se contractent vers l'avant et doivent donc lutter contre la gravité ; la douleur est alors ressentie plus intensément lorsqu'on est allongée sur le dos. La position gynécologique classique ne permet pas non plus une ouverture optimale du bassin et du périnée pour laisser la place au bébé. En définitive, la femme a plutôt besoin de bouger et d'utiliser des positions qui la mettent à l'aise.

Le choix des vêtements permet aussi de favoriser le confort. Des vêtements personnels que la femme a l'habitude de porter et dans lesquels elle se sent bien seront toujours plus agréables qu'une blouse d'hôpital à moitié ouverte qui lui rappelle sans cesse qu'elle est en posture de « patiente » et non pleinement actrice de la naissance. Cela peut sembler être un détail mais, en réalité, pour certaines femmes, c'est d'une grande importance.

L'OBSCURITÉ

S'endormir sous une lumière intense n'est pas chose aisée n'est-ce pas ? Sauf si on n'a pas dormi depuis 3 jours !

Pour secréter la mélatonine, le corps a besoin d'obscurité. La lumière stimule la pensée et l'éveil qui se situent dans le néocortex et vient donc inhiber la sécrétion des bonnes hormones permettant à la physiologie de fonctionner correctement. Une source lumineuse trop forte peut notamment bloquer la sécrétion de l'hormone du sommeil qui favorise la relaxation et renforce les effets de l'ocytocine. De plus, ces lumières froides et intenses (nécessaires au monde médical) renvoient, encore une fois, la future maman à son statut de « patiente » et peuvent être un frein à la création de la bulle intime et chaleureuse dont elle a besoin.

Une atmosphère aux lumières tamisées est donc préférable et aidera la future maman à se détendre, à se mettre dans un bon état psychique, mais aussi physiologique (des muscles détendus signifient une ouverture du col plus rapide et plus facile !) afin d'accoucher le plus sereinement possible.

LA CHALEUR

Lorsque nous avons trop froid, nous mettons plus de temps à nous endormir ; notre corps a d'abord besoin de se réchauffer pour se relâcher et activer la détente qui permet l'endormissement. Il en va de même pour la naissance. Lorsque le corps a froid, il se crispe. Ajoutons à cela la douleur et la peur et voici que le corps se « referme » littéralement, ce qui met en pause la physiologie. La chaleur, de son côté, favorise le relâchement des muscles, la détente et la création d'une bulle intime et cosy qui relaxera maman et bébé. Pour des raisons d'hygiène et d'asepsie, les salles de naissances sont souvent froides et peu chaleureuses (même si l'OMS recommande une température minimale entre 25 et 28 °C), si vous accouchez hors période de chaleur estivale vous pouvez donc demander à ce qu'on augmente légèrement la température de la pièce ou bien amener votre plaid préféré.

LE CALME

Ce n'est vraiment pas évident de s'endormir en ayant un fond sonore gênant ou trop stimulant. Lors de la naissance, c'est pareil ; les bruits indésirables (bip des machines, voix des soignants qui discutent, des autres patient(e)s...) peuvent vous éloigner de votre état de détente, vous sortir de votre bulle sécurisante en attirant votre attention et en activant votre néocortex.

En revanche, une musique qui vous plaît et/ou des paroles encourageantes et rassurantes si vous en ressentez le besoin sont d'excellents moyens de créer un environnement sonore agréable qui vous aidera à (re)plonger dans votre bulle.

L'INTIMITÉ

La présence d'une tierce personne qui nous incommode modifie notre façon d'être. Il est plus compliqué de se laisser complètement aller sous le regard intrusif d'un(e) inconnu(e). Ainsi, tout comme il est difficile de s'endormir si nous nous sentons observé(e) ou dérangé(e), il n'est pas aisé de mettre au monde un bébé dans ces conditions, d'autant plus que cet acte touche à notre intimité, voire notre pudeur. La femme a besoin de laisser aller son corps, de faire des sons parfois étranges et n'est pas forcément à l'aise à l'idée de dévoiler son anatomie.

LA CONFIANCE ET L'AMOUR

Laisser agir l'ocytocine, hormone de l'amour et du bien-être, est primordial ; si la sécurité physique est importante, la sécurité émotionnelle et affective l'est tout autant. Certaines femmes ont donc besoin de se sentir très soutenues par des paroles bienveillantes, des caresses, des massages, des regards forts et rassurants. Cependant, n'en faisons pas une généralité ; il arrive que l'environnement suffise à se sentir en confiance pour se couper de tout et s'enfermer dans une bulle impénétrable, il n'y a alors pas forcément besoin de soutien supplémentaire. La femme peut se sentir assez puissante pour se transcender.

Enfin, comme nous l'avons déjà vu, si des complications d'ordre physique exigent des interventions médicales, l'environnement n'y change rien, mais peut permettre à la femme de vivre une expérience plus positive et moins stressante.

4

Le voyage de la naissance, de la première contraction à l'accouchement

QUAND ET COMMENT SURVIENT LA NAISSANCE ?

La naissance est un processus que nous ne pouvons pas contrôler entièrement : c'est un ensemble de paramètres et d'événements en domino qui aboutissent à la naissance du bébé.

- **L'utérus atteint sa croissance maximale.**
- **Le bébé se fait de plus en plus lourd, faisant pression sur les parois et provoquant la maturation du col de l'utérus.**
- **Le placenta vieillit et commence à sécréter une hormone : la corticolibérine.** Cette hormone permet d'accélérer le développement du bébé pour qu'il soit prêt à naître.

Le bébé sécrète du cortisol ainsi que des molécules (DHEAS) et des protéines lorsque ses poumons sont prêts et qu'il se sent à l'étroit. Ces substances parviennent jusqu'au liquide amniotique et donc aux parois de l'utérus afin de provoquer des contractions.

BON À SAVOIR

C'est l'hypophyse du bébé, une petite glande du cerveau, qui va secréter une hormone permettant au travail de démarrer ! Le bébé envoie le message à la mère et tous deux se mettent en route vers l'aboutissement de la grossesse : la naissance ! Le travail se lance de façon naturelle grâce à un équilibre hormonal entre maman et bébé : prostaglandine, ocytocine, endorphine...

QUAND LA GROSSESSE TOUCHE À SON TERME

Combien de temps dure une grossesse ?

C'est donc une question énigmatique puisqu'il n'y a pas un temps précis qui est donné. Chaque naissance est unique et dépend des différents paramètres énoncés plus haut. Un terme médical est malgré tout fixé afin de suivre l'évolution de la grossesse et de dépister d'éventuelles anomalies ou complications. Les professionnel(le)s de santé se basent sur un ensemble d'éléments tels que la date des dernières règles ainsi que les mesures échographiques afin d'avoir un terme de référence.

Cependant, ce terme n'est jamais exactement précis ; il correspond plutôt à une période donnée, car nous ne pouvons jamais savoir avec exactitude quand a débuté une grossesse. On parle donc de période probable d'accouchement, qui se situe généralement entre 39 et 42 SA (semaine d'aménorrhée) pour 70 % des naissances. Seules 3 naissances sur 10 surviennent plus tôt ou plus tard. L'OMS ne donne pas de norme de durée de grossesse, mais classe les accouchements par catégories :

- **prématuré :** avant 37 SA.
- **à terme :** de 37 à 41 SA.
- **terme dépassé :** après 42 SA.

Le sentiment de blocage à l'approche du terme

Lorsque la femme arrive dans la période probable d'accouchement, on lui propose un suivi médical régulier. Malheureusement, cette situation provoque une forme d'angoisse et de pression pour la future maman. Ces sentiments sont bien naturels compte tenu des enjeux qui en découlent : menace de déclenchement, décollement des membranes, césarienne, etc.

Et pourtant, cette pression est totalement contre-productive si on veut que la physiologie de la naissance puisse agir. Plus on va faire confiance à la femme et au bébé, plus on va jouer la carte du lâcher prise et plus il y a de chances que cet enfant arrive spontanément. S'aérer, rire, faire des activités agréables sont des méthodes extrêmement simples et redoutablement efficaces dans ce genre de situation. La peur, la pression, le chantage ne sont absolument pas des façons de mettre en confiance une femme et de lui offrir la sérénité et la détente dont elle a besoin pour mettre au monde son bébé : inonder son cerveau d'informations va créer un sentiment d'insécurité.

Le choix du déclenchement

Hormis les situations pathologiques, ou les cas particuliers, on ne peut pas programmer une naissance : chacune son rythme. Dans de nombreux cas, la pression du corps médical associée à une impatience et/ou à une inquiétude des parents poussent cependant la femme à consentir à un déclenchement plus ou moins forcé. Ce déclenchement lui est proposé comme LA solution la plus adaptée et sécurisée, celle qui l'empêche de faire face à quelques jours d'attente – et donc d'angoisse ! – supplémentaires. La réussite du déclenchement est incertaine et, bien souvent, la femme ignore la probabilité élevée d'avoir recours à une césarienne d'urgence, qui reste l'aboutissement de nombreux accouchements déclenchés...

Avant d'accepter un déclenchement, vous pouvez faire le point sur :

- **le motif du déclenchement ;**
- **les méthodes employées ;**
- **le protocole de la maternité ;**
- **le rapport bénéfice/risque.**

La décision finale doit être prise uniquement par les futurs parents après avoir reçu des informations claires et transparentes.

ATTENTION

Bien entendu, il y a de réels cas de déclenchements médicalement justifiés, ceux où la santé et le pronostic vital sont engagés et où le déclenchement est indiscutable. N'oublions pas que la médecine sauve aussi des vies et que nous pouvons lui dire MERCI !

ASTUCES POUR AIDER LE TRAVAIL À SE METTRE EN ROUTE

Voici quelques astuces 100 % naturelles qui pourront aider à mettre en route le travail ! Je dis bien AIDER et non provoquer le travail. Toutes ces méthodes n'ont pas fait leurs preuves scientifiquement parlant, mais elles en ont aidé certaines. Cependant, elles ont toutes un impact certain sur l'accouchement, son démarrage, son déroulement et son terme.

Buvez de la tisane

Véritable potion magique, la tisane de feuilles de framboisier est très efficace. Ces dernières sont composées d'une molécule qui a la propriété de détendre l'utérus. Elles rendent donc les contractions plus efficaces et moins douloureuses ; le col est plus souple et le périnée plus élastique. Elles peuvent aussi raccourcir la durée de l'accouchement, mais ne déclenchent pas le travail.

Pour la préparer, laissez 3 cuillères à soupe de feuilles de framboisier infuser dans un litre d'eau bouillante. La tisane de feuilles de framboisier peut être bue à partir du début du 9e mois, à raison de 3 tasses par jour. Si bébé tarde à pointer le bout de son nez, vous pouvez en boire 1 à 2 tasses de plus. N'hésitez pas à y ajouter un peu de miel ou de sirop d'agave pour rendre la saveur de cette boisson plus agréable !

Mangez des dattes

La datte est un excellent choix de nourriture pour les femmes enceintes et pour celles qui viennent juste d'accoucher. Une étude publiée en 2011 montre que la consommation quotidienne de dattes durant le dernier mois de la grossesse permet de faciliter le travail : la durée du travail est réduite et la dilatation du col plus grande.

Les dattes ne déclenchent donc pas l'accouchement à proprement parler, mais elles peuvent donner un coup de pouce pour mettre le travail en route. Pour pouvoir bénéficier de leurs vertus, il faudrait en consommer environ une dizaine chaque jour durant le dernier mois de grossesse.

Vous pouvez remplacer certains aliments par des dattes : par exemple, au lieu d'une pomme, prenez quelques dattes au dessert. Vous pouvez aussi boire un petit jus de dattes le matin.

Stimulez vos mamelons !

L'idée peut paraître farfelue, mais elle vaut la peine d'être essayée. Le principe est de stimuler les mamelons de la même façon qu'un bébé qui tète, ce qui favorise la sécrétion d'ocytocine, hormone qui provoque les contractions. Cependant, tous les effets de cette technique n'étant pas connus, mieux vaut l'éviter dans le cas d'une grossesse à haut risque. Si vous souhaitez essayer, voici les étapes de cette méthode :

- **placez la paume de votre main au-dessus de l'aréole ;**
- **faites un mouvement circulaire en appliquant une pression légère, mais ferme ;** vous pouvez rouler et pincer délicatement le mamelon entre les doigts. N'hésitez pas à mettre un peu d'huile ;
- **continuez de masser pendant un certain temps ;** on recommande généralement de stimuler les seins trois fois par jour, en passant d'abord 15 minutes sur un sein, puis 15 minutes sur l'autre, en alternance pendant une heure ;
- **utilisez un tire-lait pour accélérer un travail qui a débuté,** par exemple, lors d'un déclenchement artificiel ou d'un décollement des membranes.

Les médecines chinoises : acupuncture et acupression

L'acupuncture est une méthode ancestrale qui vient de Chine et qui consiste à enfoncer des aiguilles dans le corps, à des points stratégiques, en utilisant les flux d'énergie. Elle permet d'assouplir le col, de réduire le risque d'avoir recours à une épisiotomie en assouplissant le périnée et d'apporter une grande détente à la future mère, afin de raccourcir la durée du travail.

L'acupression est une autre médecine chinoise qui consiste à exercer une pression (massage, frottement, stimulation) avec les doigts sur certaines parties du corps (les points pivots) afin d'en obtenir des bienfaits tels qu'une relaxation et un relâchement intenses. Certains points de pression aideraient aussi le bébé à descendre et le travail à se déclencher ! À la différence de l'acupuncture, cette technique peut être réalisée sans l'aide d'un(e) professionnel(le), avec beaucoup de précautions toutefois.

Pratiquez la méthode italienne !

Si vous en avez envie, profitez de vos derniers instants intimes avec votre partenaire en faisant quelques câlins. La prostaglandine contenue dans le sperme est réputée pour accélérer le déclenchement spontané du travail ; ce sperme étant en contact direct avec le col de l'utérus, c'est d'une efficacité redoutable ! C'est d'ailleurs cette même prostaglandine, mais synthétique, que l'on applique en tampon dans le vagin de la femme lors d'un déclenchement artificiel. Donc, on dit OUI à cette méthode 100 % naturelle !

L'orgasme jouerait également un rôle important en favorisant les contractions utérines. Avoir un orgasme en fin de grossesse augmenterait de 50 % les chances de déclencher un accouchement. Pourquoi donc se priver de lier l'utile à l'agréable ?

LE JOUR J

Après ces 9 mois d'attente, le moment de rencontrer votre bébé va enfin arriver ! De nombreux parents se préoccupent de savoir comment reconnaître les signes annonciateurs de la naissance et quand se rendre sur le lieu de naissance dans le cas où elle n'est pas prévue à la maison.

Le pré-travail

Les jours qui précèdent une naissance, la femme peut ressentir ce qu'on appelle souvent un « faux » travail : les contractions démarrent et peuvent faire penser que le moment est proche. J'attire votre attention sur le fait qu'il n'y rien de faux en cela ; ce n'est pas parce que la naissance n'arrivera pas dans les heures qui suivent que vos sensations ne sont pas réelles.

Ce pré-travail vient avertir que la naissance n'est plus très loin, même si ce n'est pas pour tout de suite. C'est une sorte d'entraînement avant le grand jour. Les contractions, ou vagues, sont douloureuses et se répètent de façon régulière, mais ne s'intensifient pas et ne se rapprochent pas. Elles finissent par passer spontanément après quelques heures ou la prise d'un antispasmodique.

Une petite astuce si vous n'avez pas fissuré la poche des eaux, vous pouvez prendre un bain et vous relaxer :

- **si dans les 30 minutes qui suivent la sortie de votre bain, les contractions s'estompent et s'arrêtent,** alors il vous faudra probablement attendre quelques jours ;

• **si les contractions semblent s'intensifier et se rapprocher,** c'est probablement que la première phase de votre travail est lancée.

Les derniers jours de grossesse, vous pouvez constater que votre bébé semble être descendu bien bas dans votre bassin ; votre ventre est moins haut et vous pouvez ressentir des douleurs lombaires ou des douleurs semblables à celles des règles. Vous remarquerez peut-être la perte du bouchon muqueux, une sorte de glaire épaisse et souvent brunâtre.

L'utérus, moteur de la naissance

L'utérus est le muscle qui porte le bébé durant la grossesse et permet son expulsion grâce aux « contractions ». Ces mêmes contractions, que je préfère nommer « vagues » permettront également l'ouverture du col de l'utérus afin que le bébé sorte.

L'utérus se compose habituellement de deux parties :

• **le corps, qui donne la puissance des contractions au moment de la naissance** et permet la descente du bébé ;

• **le col, qui est un sphincter,** un muscle rond et lisse qui s'ouvre pour laisser sortir le bébé.

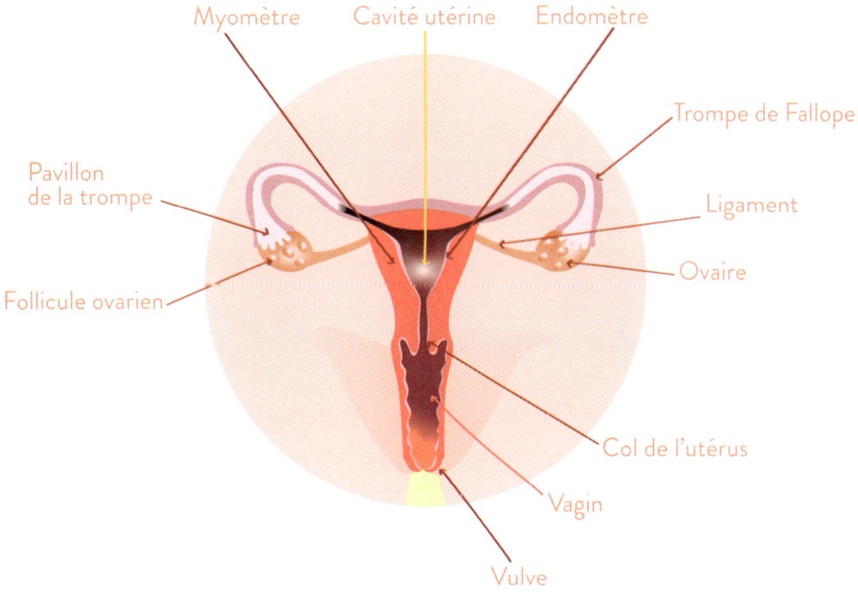

Regardez mes explications en vidéo

Qu'est-ce qu'une contraction ?

Ce sont les fibres de l'utérus qui travaillent vers l'avant et le bas et vous donnent l'impression que votre ventre devient très dur pendant quelques secondes. Certaines femmes décrivent cela comme de fortes crampes, d'autres comme des douleurs de règles. Le ressenti diffère d'une femme à l'autre et en fonction de la position du bébé dans votre utérus. Elles ne sont souvent pas douloureuses, mais peuvent vous déranger. Profitez-en pour faire connaissance avec cette sensation, l'apprivoiser et vous projeter le jour de la naissance.

En fin de grossesse, le corps se prépare de plus en plus à la naissance ; vous ressentez donc probablement des contractions appelées « contractions de Braxton-Hicks ». Elles surviennent généralement le soir, mais n'entraînent pas la dilation du col (et ne commencent pas donc le travail).

Comment savoir si ma poche est rompue ou fissurée ?

- Dans le cas où **la poche des eaux se fissure**, vous pouvez ressentir un écoulement léger de liquide qui peut être constant ; il se peut que vous pensiez avoir une fuite urinaire au début, mais très vite, vous vous rendrez compte que cela est indépendant d'une quelconque envie d'uriner. Par ailleurs, les urines ont une couleur et une odeur facilement différenciable et surviennent de façon soudaine, mais non constante. Voici un test maison pour savoir si votre poche des eaux est fissurée :
    - **placez un protège-slip dans votre culotte et vaquez à vos activités en restant debout ;**
    - **vérifiez tous les quarts d'heure pendant une heure ;**
    - **si le papier reste sec, c'est que votre poche n'est pas fissurée.**
- Dans le cas d'une **rupture**, vous ressentirez un écoulement abondant et soudain qui ne fera aucun doute. Cela arrive seulement dans 5 à 10 % des naissances. Les contractions arrivent souvent spontanément (dans environ 80 % des cas) si on leur laisse le temps de se mettre en route dans les 24 à 48 heures qui suivent. Vous pouvez bouger, utiliser le ballon, danser et utiliser le mouvement autant que possible pour aider votre utérus à se contracter.

Si vous constatez une fissure ou une rupture de la poche des eaux, il faut en informer immédiatement le ou la professionnel(le) de santé qui suit votre grossesse ou bien la maternité. Le risque infectieux étant augmenté, l'équipe médicale pourra vous administrer une antibiothérapie si besoin et surveiller l'évolution de près.

La règle des 5-1-1

Si vous êtes de nature anxieuse et avez besoin de repères, vous pouvez utiliser la règle des 5-1-1 pour savoir quand partir à la maternité. Si les vagues sont espacées de 5 minutes, qu'elles durent chacune 1 minute et ce, depuis 1 à 2 heures, alors vous pouvez vous rendre à la maternité.

Cette méthode peut être un repère, notamment pour la personne qui vous accompagne (dans le cas où elle serait un peu perdue) car, idéalement, vous ne devez pas vous soucier de ces détails. De plus, chaque travail est différent : pour certaines femmes, cela peut aller très vite tandis que pour d'autres la première phase de latence sera très longue.

Et si la naissance arrive trop tôt ?

Lorsque la naissance arrive trop tôt, c'est-à-dire avant 37 SA, on parle alors de prématurité. Cela concerne chaque année environ 60 000 bébés en France, soit 8,3 % des naissances.

Il existe trois stades de prématurité :

- **la prématurité moyenne :** quand la naissance arrive entre 32 et 37 SA, cela représente 6 % des naissances ;
- **la grande prématurité :** entre 28 et 32 SA ;
- **la très grande prématurité :** en-deçà de 28 SA (entre 24 et 28 SA).

Il est normal de vous sentir déstabilisée ou déroutée face à ce si petit bébé, et d'avoir peur de le toucher et de le manipuler, mais l'équipe soignante sera à vos côtés pour vous accompagner et vous rassurer. L'allaitement est possible si vous le souhaitez, il se mettra en place progressivement selon les capacités de votre petit bébé. Par ailleurs, afin de favoriser le développement et le bien-être de votre bébé de manière simple et naturelle, la méthode Kangourou (qui a fait ses preuves dans le monde entier) consiste à placer le bébé peau à peau contre sa maman.

LES PREMIÈRES PHASES DE LA NAISSANCE

Il existe plusieurs phases de travail : elles varient d'une femme à l'autre et selon si c'est une première naissance ou non. Mais aussi, et surtout, selon vos conditions de naissance, votre état d'esprit, les personnes qui vous entourent et enfin votre préparation. Pour avoir une ligne conductrice, voici les différentes étapes qui surviennent au moment d'une naissance. Attention, il ne s'agit pas d'un scénario tout tracé pour toutes les naissances ; le but est de vous donner une idée de l'évolution et des sensations que vous pourrez traverser.

La phase de latence

Elle correspond à la partie la plus longue, mais la moins intense. C'est l'arrivée progressive des premières vagues, celles qui nous font douter, celles qui commencent à préparer le terrain sans pour autant vous faire stopper vos activités habituelles. Elles sont douces, elles vous informent que quelque chose se prépare. Autrement dit, durant cette phase, qui se déroule souvent à la maison, vous pouvez dormir entre chaque vague si c'est la nuit, faire le ménage, une promenade et même appeler vos copines ! La mer est calme ! C'est simplement le moment de l'embarquement.

La phase active

C'est le moment où tout s'intensifie, on passe le niveau supérieur. Le col est généralement déjà bien dilaté à plus de 6 cm. Vous plongez dans l'océan, vous avez fait la plus longue partie du voyage ! La mer est bien agitée, mais chaque vague vous rapproche de votre bébé. À ce moment-là, tout va s'accélérer, vous ne pourrez plus poursuivre vos activités et vous cesserez de prêter attention à tout ce qui vous entoure pour vous focaliser uniquement sur vos ressentis. Cette intensification des vagues vous alerte qu'à présent la chose la plus importante, c'est ce qui se passe en vous et non autour de vous.

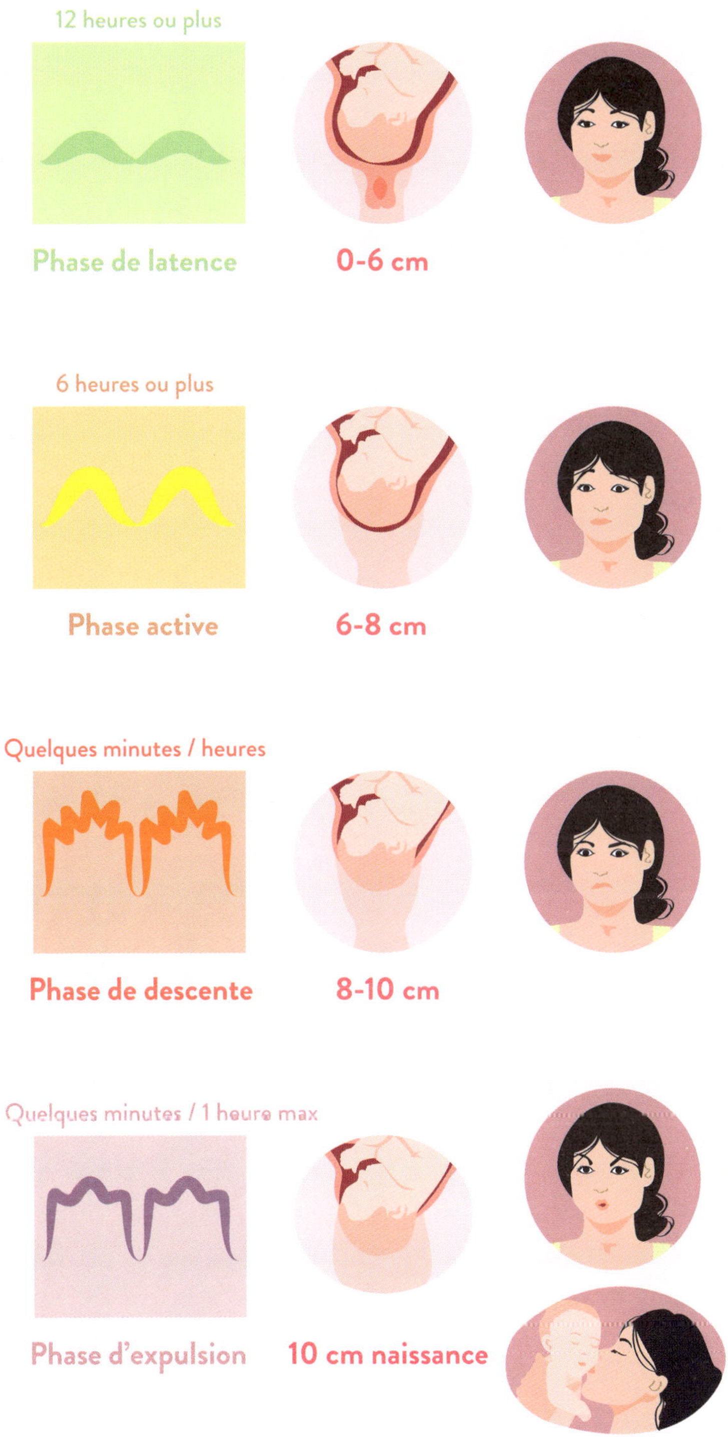
12 heures ou plus
Phase de latence
0-6 cm
6 heures ou plus
Phase active
6-8 cm
Quelques minutes / heures
Phase de descente
8-10 cm
Quelques minutes / 1 heure max
Phase d'expulsion
10 cm naissance

COMMENT S'OUVRE LE COL DE L'UTÉRUS ?

Le col est un sphincter, c'est-à-dire qu'il est capable de s'ouvrir et se fermer. Il se prépare tout d'abord en s'effaçant, puis en s'ouvrant de façon non linéaire contrairement à ce que l'on pourrait croire. Cette précision a toute son importance car bien souvent, on a tendance à croire que si une femme ouvre son col de 5 cm en 10 heures, elle devra encore vivre 10 heures de contractions avant d'atteindre une dilatation complète. Rassurez-vous, il n'en est absolument rien ! Le col peut s'ouvrir très vite, tout comme il peut ralentir son ouverture et même se refermer (certaines sage-femmes témoignent avoir ressenti des cols se refermer au moment du toucher vaginal, sous l'effet du stress que celui-ci engendrait). Plus vous serez détendue et dans une attitude d'ouverture et plus votre col aura tendance à s'ouvrir.

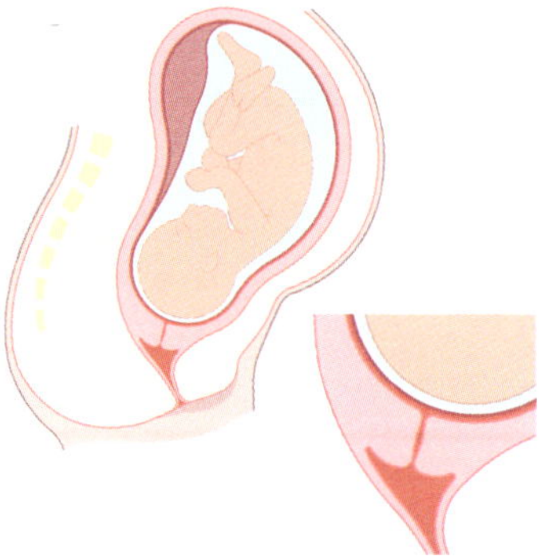

0%, pas d'effacement ou de dilatation

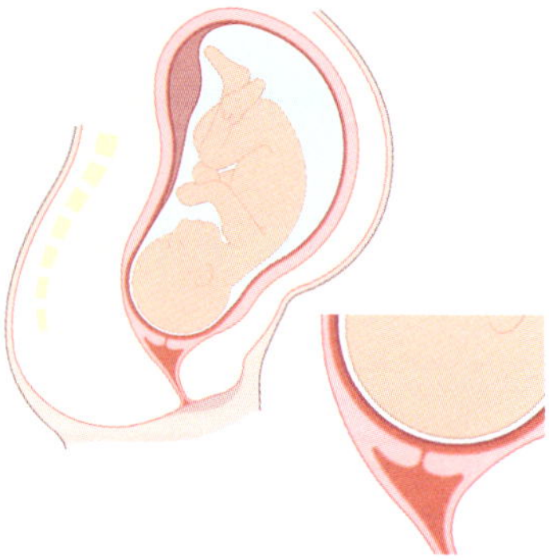

50% d'effacement, mais pas de dilatation

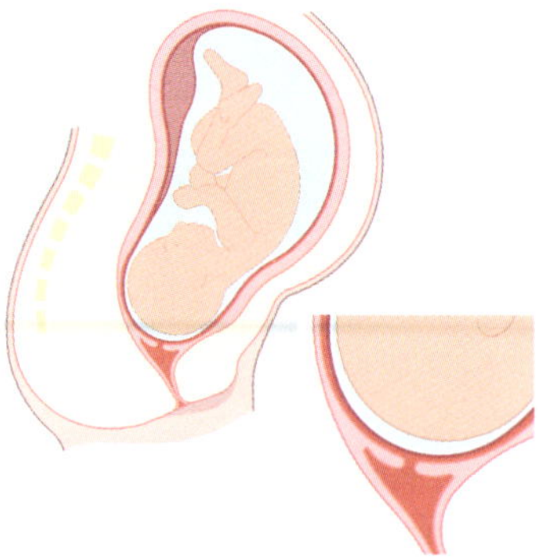

100% d'effacement et dilaté à 3 cm

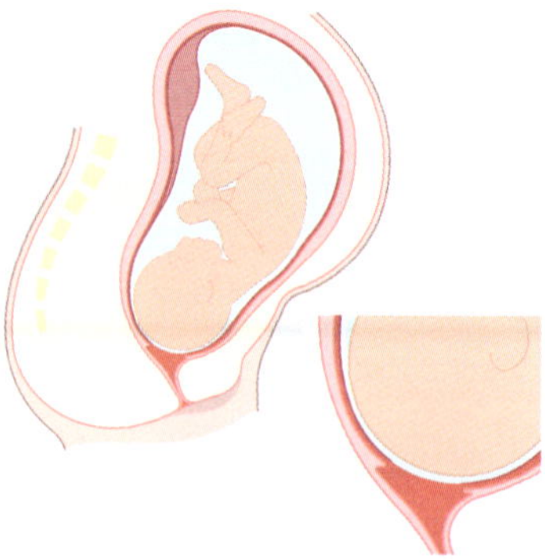

100% de dilatation.

BOUCHE OUVERTE, COL OUVERT

Il existe un lien puissant entre la façon dont nous avons tendance à crisper la mâchoire (notamment lorsque nous ressentons la douleur) et la crispation qui en découle dans le reste du corps. L'état de notre bouche, langue et mâchoire peut être relié à celui de notre col, périnée et bassin. Ainsi, si vous parvenez à vous détendre, en relâchant les mâchoires par exemple, votre corps sera plus à même de laisser s'ouvrir le col de l'utérus. Vous pouvez vous aider de la respiration ou encore de vocalises qui vous invitent à ouvrir la bouche.

La phase de transition, appelée « phase de désespérance » est cette dernière étape avant la naissance. Après avoir traversé d'intenses contractions très rapprochées, le col s'ouvre complètement et s'ensuit d'une brève accalmie avant l'expulsion du bébé. Durant cette phase, certaines femmes perdent pied, demandent la péridurale, disent qu'elles vont mourir ou qu'elles veulent une césarienne. D'autres pleurent ou crient et ont peur. Vivre cette phase sans en avoir connaissance peut être extrêmement effrayant et déstabilisant, cependant le fait d'en être informée au préalable permet de l'accueillir et de savoir qu'elle signifie justement l'arrivée imminente de votre bébé !

Souvenez-vous, lorsque nous avons détaillé la physiologie de la naissance, cette étape est le moment où votre corps envoie une décharge d'adrénaline qui va vous donner l'énergie d'expulser votre petit tout droit dans vos bras ! C'est ce boost de « bon stress » qui provoque un réflexe d'expulsion du fœtus et une naissance rapide et facile. À ce moment, répétez-vous intérieurement que votre bébé arrive, visualisez-le dans vos bras, vous n'êtes plus qu'à quelques minutes de la rencontre, après tous ces mois d'attente interminable !

LE FRANCHISSEMENT DU BASSIN

Tout au long de ces différentes étapes, vous ressentirez les vagues s'intensifier et se rapprocher progressivement, à tel point que vous aurez l'impression de ne plus avoir de répit entre chaque vague lorsque la naissance sera proche, mais nous verrons comment il est possible de gérer tout cela au mieux.

Afin de naître, le bébé va devoir franchir le bassin, poussé par la force des contractions. Pour s'engager à l'intérieur, il va tout d'abord passer le détroit supérieur, en se mettant en diagonale afin d'avoir le meilleur axe possible.

Puis, une fois arrivé dans le détroit moyen, il se remet droit et fléchit la tête (menton contre poitrine) pour le franchir. Ce passage est le plus étroit. Enfin, le bébé parvient au détroit inférieur, qui est la dernière étape, juste avant la naissance.

Le bassin est un ensemble d'os et d'articulations totalement mobiles, il s'adapte pour laisser passer un bébé, et d'autant plus si vous bougez pour faciliter son ouverture. Par ailleurs, votre bébé sait comment se placer pour se glisser et son corps est encore malléable ; les os du crâne ne sont pas encore soudés, ce qui lui permet de se mouler parfaitement dans le bassin.

L'expulsion du bébé peut être plus ou moins longue, car c'est le moment où votre bébé s'engage et pousse sur le périnée pour naître. Vous ressentirez donc une envie irrépressible et incontrôlable de pousser. C'est l'avant-dernière étape du voyage.

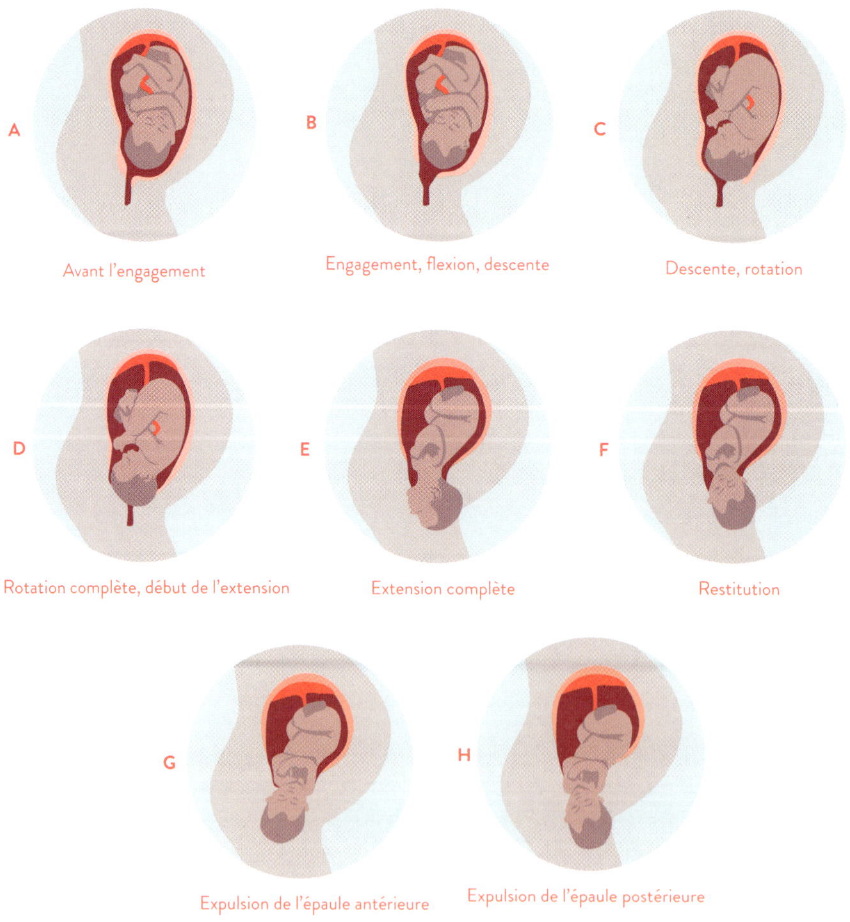

FAVORISER LE FRANCHISSEMENT DU PÉRINÉE

L'étape du franchissement du périnée est souvent redoutée des futures mamans qui se demandent comment le bébé pourra passer dans le vagin vers la sortie. Il est normal de vous questionner à ce sujet et même de redouter la douleur provoquée.

On parle souvent du « cercle de feu » pour évoquer la sensation de « brûlure » ou de tiraillement qui peut être ressentie quand le bébé naît. Effectivement, le périnée va devoir s'étirer pour laisser le bébé sortir et cette sensation inconnue et surprenante peut souvent donner l'impression désagréable ou douloureuse que tout se déchire. Rassurez-vous, cela ne dure pas longtemps, de quelques secondes à deux minutes en fonction de la rapidité à laquelle la tête sorte. Une fois la tête passée, cette sensation ne sera plus qu'un souvenir.

Prenez conscience que le périnée est capable de s'ouvrir grand, il est fait pour donner naissance à un bébé, mais comme tout sphincter, il peut se contracter involontairement sous l'effet de la peur ou du stress... Il est donc très important d'en avoir conscience, car plus vous accueillerez ce moment sereinement et plus votre périnée sera disposé à s'ouvrir.

Pour vous aider :

- **Préparez votre périnée durant la grossesse en apprenant à le connaître et en le massant** (voir comment masser son périnée, p. 41).
- **Poussez quand vous en ressentez naturellement l'envie.** À vrai dire, il n'y a même pas besoin de pousser, vous n'avez qu'à accompagner votre bébé vers la sortie, il viendra tout seul (sauf en cas de péridurale).

Quand c'est le bon moment et que le bébé arrive, votre corps va l'expulser presque de façon réflexe.

- **Privilégiez le *hands off*, c'est-à-dire aucune intervention avec les mains au niveau du périnée lors de la naissance,** pas de massages, ni d'étirements, pas de contre pression pour repousser le bébé... On laisse faire la nature !
- **Le choix de la position joue également un rôle important.** Ainsi, la position gynécologique classique n'est pas la plus appropriée pour préserver votre périnée. Nous aurons l'occasion d'y revenir.

Après la naissance du bébé, de nouvelles contractions se feront sentir pour expulser le placenta et, après la délivrance de ce dernier, le voyage sera bel et bien terminé.

LE PLACENTA

Considéré comme le jumeau du bébé dans certaines cultures, il a une place sacrée et une symbolique très forte car ils ont passé 9 mois ensemble. C'est un organe unique et éphémère qui grandit et évolue avec votre bébé et qui provient des annexes embryonnaires. Il permet le développement du fœtus en lui apportant de l'oxygène et des nutriments, mais il évacue aussi les déchets du bébé, agit comme un filtre et protège le bébé.

Il est expulsé après la naissance en 5 à 30 minutes grâce à l'ocytocine que vous allez secréter en découvrant votre bébé.

Certaines femmes désirent consommer le placenta afin d'en tirer ses bienfaits, cependant il semblerait que ce ne soit pas un comportement instinctif chez l'humain. Même si d'autres mammifères s'empressent de manger le placenta après la naissance, il s'agit avant tout d'un instinct de protection et de survie. Cela permet d'éliminer toute trace et odeur de sang et de chair pouvant attirer des prédateurs. De plus, cela représente une source d'énergie facile et immédiate pour la mère fatiguée ne pouvant pas aller chasser. Chez les humains, c'est une tout autre histoire puisqu'il n'y a ni prédateur ni nécessité de le manger.

Attention toutefois : en France, il est strictement interdit de récupérer un placenta dans les maternités. Une fois le placenta éjecté, il peut être collecté dans un but scientifique, mais est généralement traité par les professionnel(le)s de santé comme un déchet d'activité et de soins à risque infectieux. Après avoir été soigneusement examiné par la sage-femme, votre placenta sera détruit. Si vous le souhaitez et si les soignant(e)s vous le permette, vous pourrez demander à l'observer si vous aviez pris soin d'exposer votre souhait au préalable. Il arrive même parfois qu'on vous autorise à en faire une empreinte.

5
La douleur, la comprendre et l'accueillir

LA DOULEUR DES CONTRACTIONS

Fort heureusement la nature est bien faite car les contractions sont progressives dans la plupart des naissances. Elles augmentent en intensité et en fréquence, c'est donc une réelle opportunité d'apprendre à les dompter et à les traverser pour les vivre plus sereinement. Par ailleurs, la douleur n'est pas continue, vous aurez de longues pauses entre chaque vague. Ces accalmies seront l'occasion de vous recentrer, de vous ressourcer, de vous détendre et de regagner en énergie et en puissance. Durant ces moments de calme, si vous êtes déjà dans l'appréhension de la vague suivante, vous risquez davantage de vous crisper et vous bloquer, rendant chaque vague de plus en plus douloureuse.

Faites de ces vagues vos amies, vos alliées, celles qui rapprochent un peu plus votre bébé de vous. La douleur est une alliée, elle permet à la femme d'être à l'écoute des signaux qu'elle envoie, elle participe aussi au sentiment d'empouvoirement, la satisfaction des femmes à se dépasser, à s'écouter et à être active et actrice au moment de la naissance. C'est une transcendance, une expérience puissante et transformatrice. Ainsi, la façon dont on accueille la douleur peut faire toute la différence, si on travaille avec la douleur et non contre la douleur, alors celle-ci prendra une tout autre dimension. Le pouvoir de la pensée est magique, plus vous anticiperez cette douleur, plus elle vous fera peur, sera intense et vous paraîtra insurmontable.

La perception de la douleur est aussi propre à chaque personne, il n'est pas rare que j'entende des femmes me dire « je ne supporte pas la douleur, je suis douillette ».

Certes, nous avons tous un rapport et une sensibilité particulière face à la douleur qu'il faut prendre en compte, mais plus vous travaillerez de façon positive, plus vous vous rappellerez le sens de cette douleur et plus vous serez en mesure de l'accueillir. Car oui, cette douleur a un réel sens, elle vous apporte votre bébé et vous offre la force et la puissance de vivre l'expérience unique qu'est l'enfantement.

Mantra : « Chaque vague me rapproche de mon bébé. »

DIFFÉRENCIER DOULEUR ET SOUFFRANCE

Quelle image avez-vous de l'accouchement ? Selon vous, quelle est la différence entre souffrance et douleur ? Lorsqu'on entend parler de naissance, on entend trop souvent les femmes évoquer la souffrance, cependant, il est bien primordial de différencier la souffrance de la douleur.

- **La douleur des contractions est bien nécessaire à l'enfantement, elle est physiologique et fait partie intégrante de ce processus.** Elle n'est pas comparable à une douleur qui vient vous alarmer sur un potentiel dysfonctionnement de l'organisme ; elle vient vous signaler que quelque chose de puissant se prépare.
- **En revanche, la souffrance est le signe que quelque chose ne va pas, et, bien souvent, c'est signe que la physiologie est perturbée.** Cela ne signifie pas que votre accouchement devient risqué ou dangereux, ni même qu'il tourne mal mais simplement que votre état ne vous permet pas d'accueillir les vagues, vous vous mettez alors en position de lutte, ce qui entraîne une amplification de la douleur. Cela peut provenir d'un sentiment de solitude, d'une anxiété, d'une expérience antérieure...

Parfois, il arrive que la femme ne puisse pas ou ne sache pas comment apprivoiser cette douleur, ou que des éléments extérieurs viennent perturber le processus qui engendre une douleur trop forte. C'est le cas par exemple lorsque les contractions sont provoquées de manière artificielle, ou que la poche des eaux est rompue artificiellement, ou simplement par un environnement stressant et non adapté. Souvenez-vous des besoins de la femme qui enfante : si ses besoins ne sont pas respectés, la douleur devient plus difficile à apprivoiser et peut augmenter en intensité jusqu'à faire perdre pied et se transformer en réelle souffrance.

Dans ce cas, la souffrance s'installe sans que la femme ne parvienne à redescendre de cet état et c'est alors qu'il faudra mettre en place des outils comme la péridurale afin que l'expérience de la naissance puisse être bien vécue.

La grande différence entre la douleur et la souffrance c'est que dans le premier cas, des sentiments positifs peuvent coexister, comme la satisfaction, le plaisir et l'empouvoirement, tandis que dans le second cas, aucune satisfaction ne peut résulter de la souffrance. La naissance ne devrait pas faire souffrir, aussi, comprendre pourquoi et comment cette souffrance peut s'installer permet de diminuer le risque qu'elle survienne et de savoir ce qu'il faut faire pour l'éviter. On ne peut pas éviter la douleur, mais on peut l'accueillir. En revanche, on doit mettre toutes les chances de son côté pour ne pas souffrir.

Pour accueillir la douleur, il est tout d'abord nécessaire de la démystifier et de parvenir à déconstruire tout l'imaginaire que nous avons construit autour d'elle depuis notre plus tendre enfance.

Imprégnez-vous de récits et d'histoires de naissances positifs, évitez les émissions télé sur la naissance qui peuvent être anxiogènes. Pratiquez l'hypnose, la méditation ou des exercices de visualisation afin de modifier votre conditionnement face à la douleur et d'enlever la peur qu'elle provoque en vous.

UN SUBTIL ÉQUILIBRE ENTRE SENTIMENT DE CONTRÔLE ET D'ABANDON

Il existe une relation entre la douleur et l'impression d'avoir le contrôle. Plus la femme a le sentiment de gérer et de contrôler, moins elle ressent la douleur. À l'inverse, plus elle est dépossédée de ses moyens, plus elle a mal. Le sentiment de satisfaction des femmes face à l'expérience de la naissance n'est pas directement lié au soulagement de la douleur, mais au sentiment d'avoir été actrice. Paradoxalement, nous l'avons vu, la physiologie de la naissance réclame un grand lâcher-prise, un état d'abandon afin que le cerveau archaïque libère les bonnes hormones et favorise ainsi le bon déroulement de la naissance. Tout est donc une question d'équilibre subtil.

D'une part, la femme doit pouvoir rester actrice et œuvrer par ses propres moyens et ressources internes pour se surpasser dans ce moment particulier. D'autre part, elle doit suffisamment se sentir en sécurité et en confiance pour se laisser totalement aller. C'est aussi la raison pour laquelle, lorsqu'une femme sur le point d'enfanter se retrouve en position de « patiente » sans pouvoir être pleinement actrice, lorsqu'elle reste dans un état passif d'attente et d'exécution de ce qu'on lui dit de faire ou de ne pas faire, son état émotionnel et psychologique lui donne la sensation de subir son accouchement, même si celui-ci se passe merveilleusement bien d'un point de vue médical.

Il y a encore un énorme travail à faire dans l'accompagnement humain et psychologique des futures mamans en salle de naissance. On en revient toujours à ce problème de déshumanisation des naissances et à cet équilibre entre sécurité médicale et respect des besoins de la femme qui enfante.

Donner naissance, c'est s'abandonner à une expérience totalement inconnue car chaque naissance est unique, mais c'est aussi s'impliquer pleinement dans ce voyage initiatique en conscience, grâce à l'écoute de son corps et à la confiance qu'on a en lui.

6

Les outils pour bien vivre la naissance

COMMENT SURFER SUR LES VAGUES ?

La position gynécologique, idéale pour le soignant, mais pas pour la maman...

Différentes études ont permis de démontrer les bénéfices de la mobilité maternelle ainsi que des positions verticales durant le travail :

- **diminution de la douleur ;**
- **meilleure oxygénation fœtale ;**
- **meilleur circulation fœto-maternelle ;**
- **meilleure efficacité des contractions ;**
- **diminution du temps de travail ;**
- **descente fœtale facilitée ;**
- **réduction des déchirures du périnée.**

Si de façon instinctive la plupart des femmes optent pour une position verticale (debout, accroupie ou à quatre pattes), il arrive parfois que certaines, conditionnées depuis leur plus jeune âge par les images d'accouchements allongés sur le dos, n'arrivent pas à envisager de faire autrement, à tel point que cette position leur semble plus naturelle et évidente, et c'est normal.

C'est un bel exemple qui illustre la puissance de nos conditionnements mentaux et l'intérêt de déconstruire nos croyances pour réapprendre à s'écouter. Malheureusement, même si les recommandations vont dans le sens de la liberté de mouvement au moment de la naissance, la position gynécologique reste encore celle qui est la plus utilisée en France.

Si vous donnez naissance à l'hôpital, il est fort possible que l'on vous demande d'opter pour cette posture lors de la naissance du bébé, même si vous aviez la possibilité de bouger tout au long du travail.

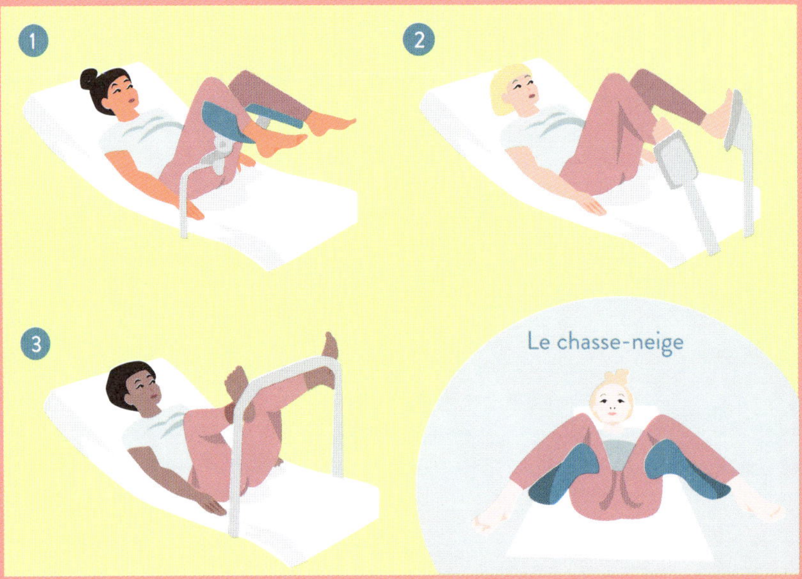

Voici donc quelques alternatives pour favoriser l'ouverture du bassin et une poussée plus efficace.

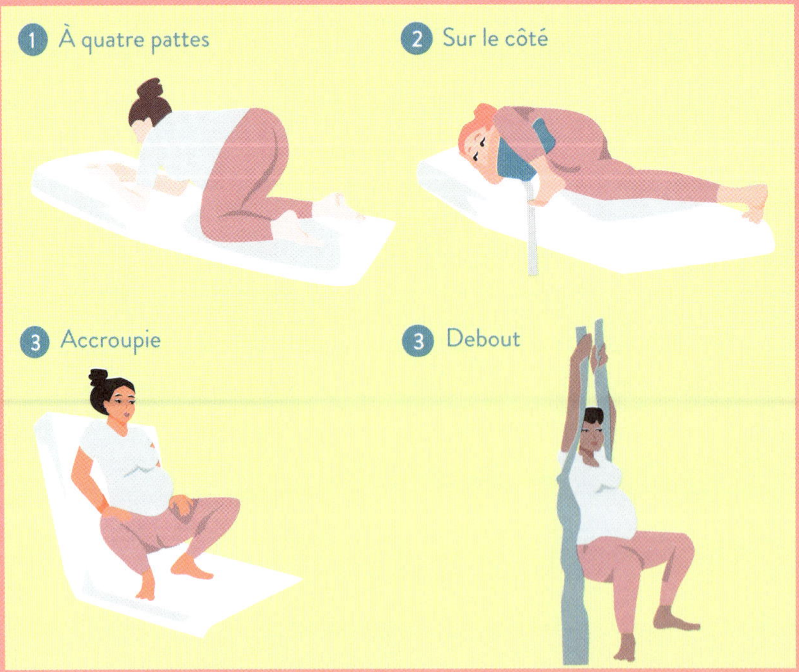

Au moment de la sortie du bébé, le bassin étant comme un entonnoir dans lequel le bébé doit se faufiler, il est possible d'ouvrir la partie la plus étroite simplement en adaptant sa posture. En utilisant la position gynécologique classique, c'est-à-dire les genoux écartés et le dos relevé, on restreint la mobilité du sacrum et on bloque l'ouverture du bassin.

- **En rapprochant légèrement vos genoux tout en gardant un angle fémur-hanches de 90 degrés, vous favorisez l'ouverture de la partie la plus étroite de votre bassin, ce qui favorisera l'expulsion.** En surélevant légèrement vos fesses, ou en plaçant un petit coussin en dessous, vous permettez au sacrum d'avoir plus de mobilité. Dans cette position, il n'est pas utile de trop vous redresser ; en restant étirée vers l'arrière plutôt que tassée vers l'avant, vous faciliterez la descente du bébé.
- **En position latérale :** le bassin est plus libre, le sacrum et le coccyx peuvent s'ouvrir et l'asymétrie obtenue permet une plus grande ouverture.

Si vous parvenez à obtenir plus de liberté de mouvement durant votre accouchement, sachez qu'il existe d'autres outils et astuces totalement naturels, souvent instinctifs, pour vous accompagner et pour que ce voyage soit le plus paisible possible.

Le mouvement

La mobilité sera votre meilleur allié de la première vague à la délivrance. Pourquoi ? Car c'est dans votre corps que tout cela se joue, c'est lui (et votre cerveau bien sûr, ne l'oublions pas !) qui mène la danse. La naissance est un processus chimique et mécanique et cette mécanique se joue en vous. Votre corps et votre esprit doivent travailler en symbiose. Intuitivement, vous saurez comment vous positionner pour soulager vos contractions, vous saurez trouver quelle posture vous convient à quel moment.

Des positions confortables

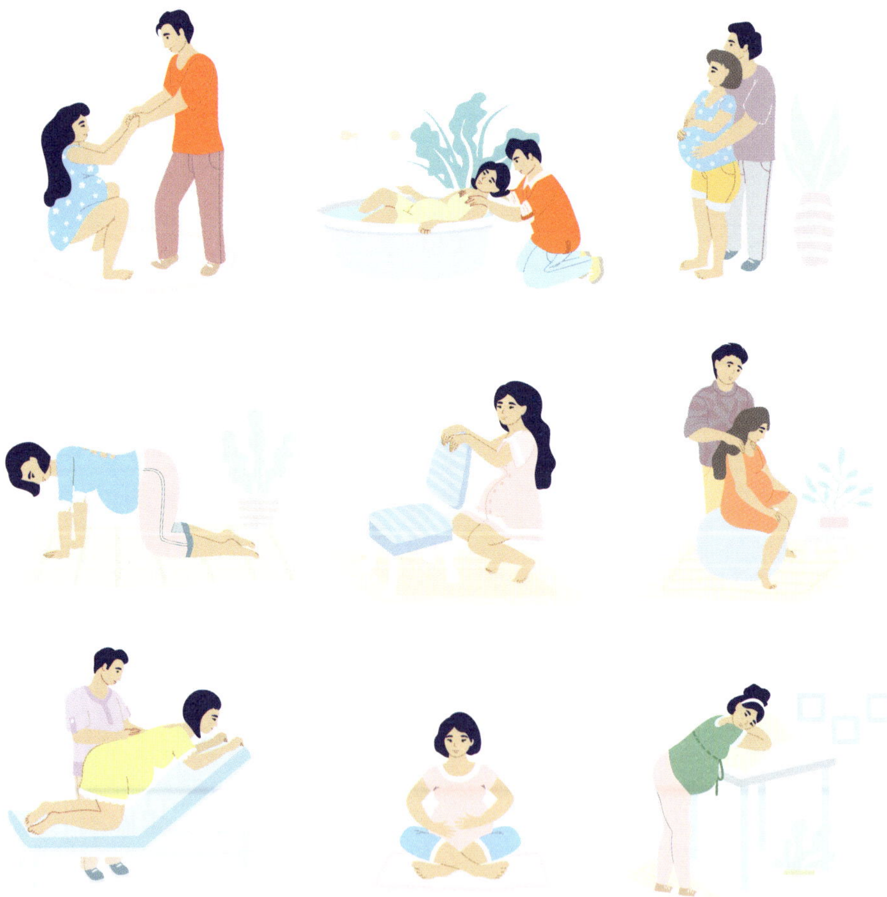

L'environnement peut alors offrir une multitude de possibilités : les murs, le lit, une chaise peuvent se transformer en outils pour prendre appui ou s'étirer. Laissez aller votre créativité et vos envies.

N'hésitez pas à vous aider d'autres outils dont vous pouvez vous servir à la maison et en maternité pour favoriser votre mobilité.

- **Se balancer et se bercer :** ces mouvements envoient des oscillations apaisantes au niveau du cerveau. Et cela influence directement le sentiment de bien-être, de lâcher-prise et donc la physiologie ! Les femmes en travail se bercent naturellement d'un pied sur l'autre.
- **Pouvoir bouger et changer de position selon ses envies durant le travail permet de nombreux avantages :** en plus des positions, la femme peut utiliser le mouvement de façon instinctive ou guidée, afin d'ouvrir son bassin, soulager la douleur et améliorer son confort.

Des positions avec un ballon

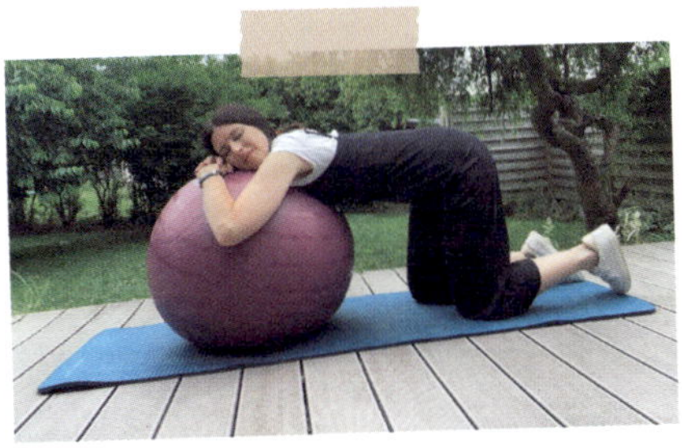

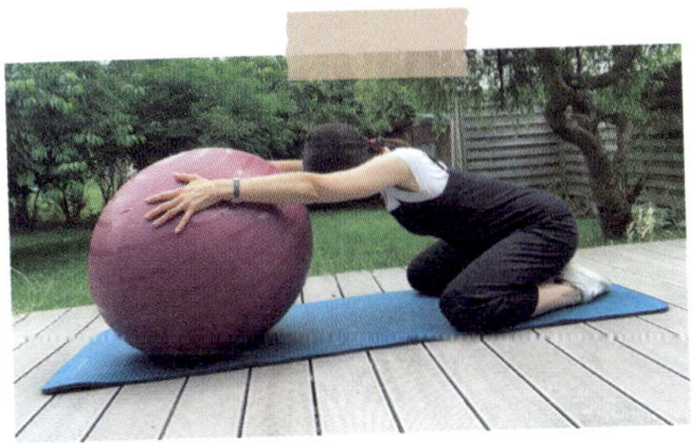

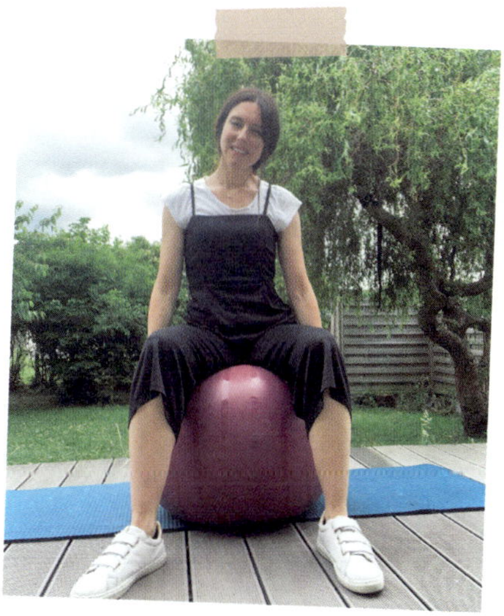

Le ballon vous permet une combinaison incroyable de postures et mouvements. Déjà très utile durant la grossesse pour vous préparer et soulager certains maux comme les douleurs lombaires et les jambes lourdes, il pourrait devenir votre meilleur ami en fin de grossesse et le jour J.

- **Assise :** pour vous reposer, vous bercer dessus ou même faire des petits rebonds.
- **À genoux :** la tête posée sur le ballon qui vous bercera.
- **Debout :** le ballon calé entre votre dos et le mur pour vous soulager en faisant rouler le ballon dans votre dos, et même faire des squats.
- **Allongée :** le ballon sous les jambes afin de mobiliser votre bassin grâce à des mouvements de bercements. Cette position est notamment très utile en cas de mobilité réduite ou d'utilisation de la péridurale.

La danse

Le « slow » de la naissance est un bercement à deux qui s'apparente à une danse. Une musique agréable peut alors accompagner la femme et son/sa partenaire.

L'avantage de cette danse à deux est que l'autre personne peut aisément caresser, masser le bas du dos de la femme et lui apporter du réconfort par des regards et des mots. En effet, danser peut procurer des hormones de bien-être qui atténuent l'anxiété et favorisent la détente ; cela libère le corps et l'esprit par l'expression non-verbale des émotions.

Cela permet aussi de favoriser la descente du bébé, l'efficacité des contractions et l'ouverture du col. Ce type de danse est surtout utilisé en début de travail, lorsque les contractions sont encore légères et espacées, c'est une forme de célébration de la vie à venir. N'oubliez pas de préparer votre playlist à l'avance !

La marche

Il est très fréquent de conseiller à une femme de marcher pour favoriser l'avancée du travail. Que ce soit une balade en extérieur ou dans les couloirs de la maternité, la marche ne peut être que bénéfique.

Les étirements

Effectués à l'aide d'une tierce personne, d'une liane ou d'un foulard ou d'un élastique, ils permettent de libérer le dos et de favoriser la respiration. Plus on s'étire et plus on fait de la place au bébé.

Vous pouvez utiliser un foulard ou un élastique de grossesse en le bloquant dans une porte fermée, puis vous accroupir et vous étirer, seule ou à deux. Le ou la partenaire place le foulard ou l'élastique autour de ses épaules (et non de son cou) et la femme accroupie se tient à l'extrémité.

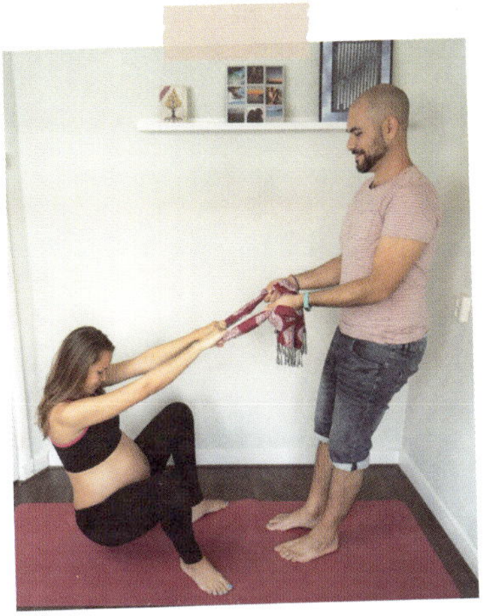

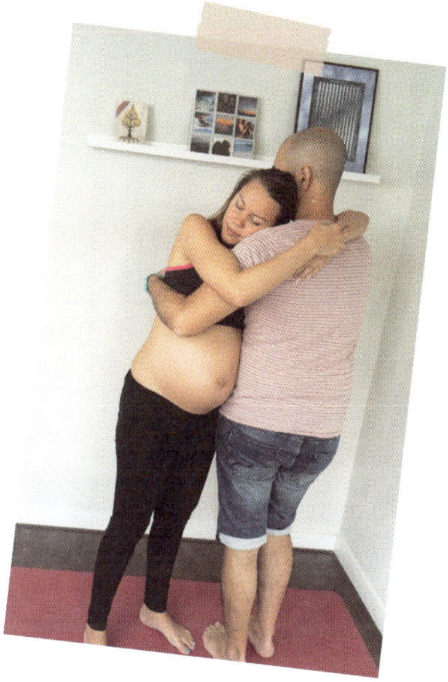

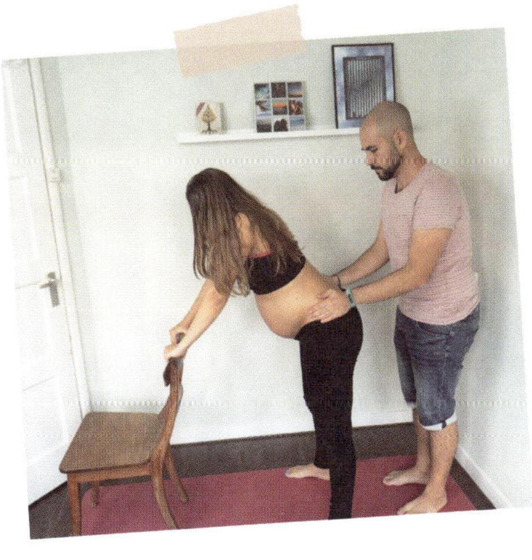

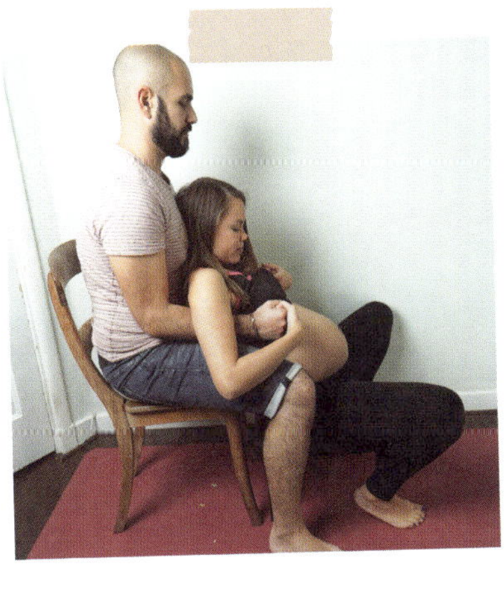

La respiration

La respiration est un élément fondamental de l'enfantement, elle contribue à tout le fonctionnement de notre métabolisme. Respirer, c'est oxygéner son sang, c'est vivre et permettre à notre corps de bien fonctionner. Dans le processus d'enfantement, avoir une bonne respiration permet une meilleure oxygénation et, par conséquent, favorise le relâchement et la détente, et diminue donc les crispations et les douleurs.

Il existe plusieurs types de respirations.

- **La respiration superficielle,** celle que nous avons tendance à utiliser quotidiennement, et plus particulièrement lorsque nous sommes stressés. Souvent, elle :
  - est rapide et peu profonde ;
  - déséquilibre la quantité d'oxygène qui alimente le cœur et le cerveau ;
  - augmente donc le stress et les émotions négatives.

C'est un peu un cercle vicieux, qui, vous l'aurez compris, peut influencer votre état au moment de la naissance.

- **La respiration profonde** est celle où l'air parvient d'abord dans l'abdomen avant de remplir les parties moyennes et hautes de nos poumons. Elle permet :
  - d'apporter plus d'oxygène à notre organisme ;
  - d'améliorer notre condition physique et mentale.

La respiration profonde peut être un outil important au moment de la naissance (et même tout au long de votre vie dans diverses situations de stress).

Pendant le grand voyage de la naissance, vous recentrer sur votre respiration vous permettra de mieux faire circuler l'énergie, de détourner votre attention de la douleur en vous aidant à accueillir celle-ci plutôt qu'à lui résister. Et enfin, la bonne oxygénation et l'état de relâchement procurés par la respiration profonde vous permettront de mieux récupérer entre chaque vague.

Réapprenez à respirer

- **Tout d'abord, installez-vous confortablement, bien assise ou allongée.** Fermez les yeux et concentrez-vous quelques instants sur votre respiration. Placez vos paumes de mains sur vos clavicules et respirez uniquement dans cet espace, ressentez vos mains qui se soulèvent : ceci est une respiration haute, claviculaire.
- **Procédez à présent de la même façon, mais en plaçant vos mains sur votre poitrine.** Respirez dans cet espace et sentez vos mains se soulever. Votre respiration est alors thoracique.
- **Enfin, placez une main sur votre ventre et l'autre sur votre poitrine.** Imaginez que vos poumons sont une bouteille qui se remplit, visualisez-la. C'est d'abord le fond de la bouteille qui se remplit, n'est-ce-pas ? Au fur et à mesure que l'on remplit, le niveau monte. Inspirez par le nez et envoyez cet oxygène tout au fond de vos poumons. Sentez votre main posée sur l'abdomen se soulever. Puis, continuez à faire rentrer l'air, jusqu'à votre thorax. Sentez votre deuxième main se soulever et enfin vous arrivez tout en haut, vos clavicules se soulèvent, vos poumons sont bien remplis. À présent, expirez par la bouche, pincez légèrement les lèvres comme si vous deviez souffler sur la flamme d'une bougie, mais sans l'éteindre, ou bien dans une paille, mais veillez à garder vos mâchoires détendues. Videz vos poumons. Prenez le temps de sentir et visualiser le chemin de l'air qui sort doucement de votre corps.

Pendant la poussée finale, surtout si vous avez une péridurale et ne ressentez pas l'envie de pousser, vous pouvez accompagner la descente de votre petit bébé en respirant ainsi.

Faites un essai, inspirez profondément par le nez et expirez par la bouche en pinçant vos lèvres.

Vous remarquerez qu'en expirant lentement comme si vous étiez en train de gonfler un ballon, votre abdomen se contracte naturellement.

C'est cela que l'on cherche à avoir au moment de la poussée, et non la respiration haletante du petit chien, ni même la poussée sur une inspiration bloquée. Ces deux méthodes sont peu efficaces et risqueraient de vous faire manquer d'oxygène !

La technique du peigne

Si vous serrez fort un peigne dans vos mains au moment de la montée en puissance d'une vague, votre cerveau traitera l'information la plus proche, celle transmise par votre main et non votre utérus. La douleur sera alors perçue différemment.

Vous pouvez utiliser le peigne lorsque les contractions deviennent plus fortes et plus rapprochées, lorsque le voyage est déjà bien entamé. Placez le peigne dans votre main, dents contre votre paume et serrez de plus en plus fort au fur et à mesure que monte la contraction.

L'eau

L'eau possède un pouvoir magique, elle a ce je-ne-sais-quoi qui attire les femmes en plein travail. Lorsqu'elles s'y plongent, les douleurs des contractions sont comme adoucies, atténuées. L'eau est un puissant apaisant le jour de la naissance et de nombreuses femmes sont naturellement attirées par le contact de l'eau : douche, bain... Certaines enfantent même dans l'eau !

De nombreuses études ont démontré que l'immersion dans l'eau au cours du premier stade du travail permettait de réduire significativement le recours à une analgésie péridurale, sans pour autant augmenter les risques de souffrance ou de d'infections. Attention toutefois, si vous entrez trop tôt dans l'eau ou si vous y restez trop longtemps, cela pourrait avoir l'effet inverse, c'est-à-dire ralentir la progression du travail.

Pour le bébé, s'il naît dans l'eau, la transition entre le milieu utérin et le milieu aérien est plus facile, plus douce. Il peut prendre le temps de déplier ses membres et d'ouvrir les yeux avant d'être placé dans les bras de sa maman.

Selon le lieu où vous mettrez au monde votre tout-petit, vous n'aurez pas forcément accès à l'eau pour vous immerger, mais vous pouvez utiliser des gants ou des compresses humides à la place. Cela aura également un effet apaisant, et vous aidera à vous détendre

Questions fréquentes sur l'accouchement dans l'eau

- **Vais-je sentir si la poche des eaux éclate dans l'eau ?**

Oui ! Vous ressentirez un liquide abondant et chaud couler, même si vous êtes dans l'eau ! Ne vous inquiétez pas.

- **N'est-ce pas effrayant de voir le sang dans l'eau ?**

Non, il n'y a pas forcément beaucoup de sang, et lorsqu'il y en a, ce n'est pas sur ça que vous porterez votre attention !

- **Mon bébé peut-il se noyer en naissant dans l'eau ?**

Non, comme dans l'utérus et dans sa poche des eaux, le bébé connaît le milieu aquatique, il est oxygéné par le cordon ombilical et ne prendra sa première respiration qu'après, une fois sorti de l'eau !

Les massages

Avec les mains ou avec une balle de tennis toute simple que l'on vient faire rouler dans le dos de la future maman.

Pour soulager les contractions par le massage, joignez les mains à la jonction entre le bas du dos et le début des fesses de la future maman et faites-les glisser vers les hanches en y mettant une pression.

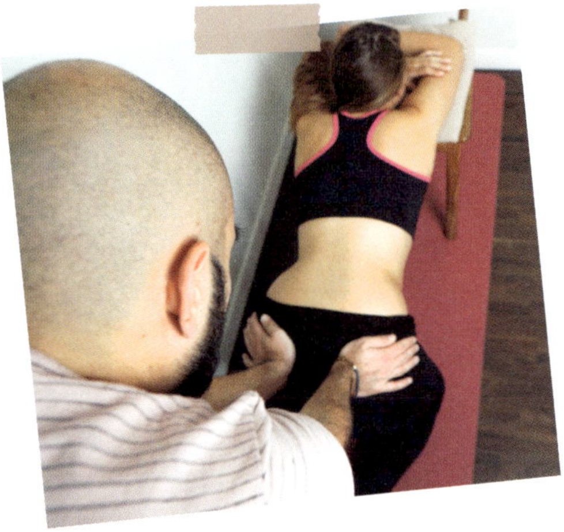

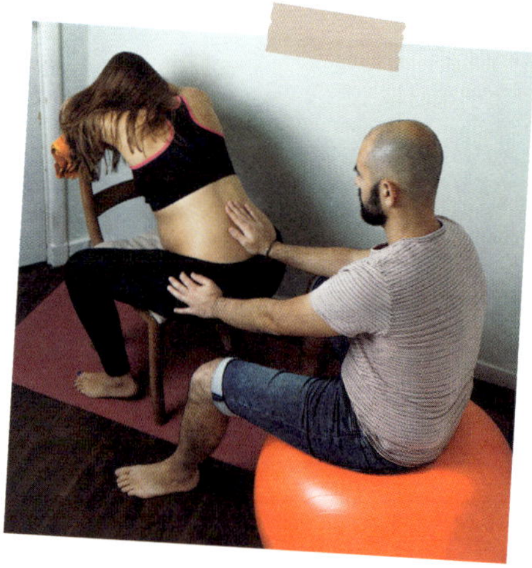

Les vocalises

Faire de longs « oooh » ou des « aaah » avec la voix entraîne des vibrations dans le corps, ces stimuli vibratoires voyagent à travers les nerfs et atteignent le cerveau plus rapidement que les informations douloureuses, atténuant ainsi la perception de la douleur par le cerveau.

Ces sons sont généralement plutôt graves et dirigés vers l'intérieur du corps, comme un chant adressé à votre bébé, vers votre ventre. D'ailleurs, les femmes en plein voyage de la naissance le font souvent très bien naturellement. Laissez-vous aller si vous ressentez le besoin d'extérioriser par des vocalises, c'est tout à fait naturel et même très bénéfique à l'ouverture de votre corps puisqu'il existe une synergie entre votre bouche et votre vagin. Ne vous retenez pas et laissez sortir le chant hypnotique de la naissance.

Les techniques de visualisation

Il existe des techniques de visualisation puissantes qui permettent de plonger dans une bulle protectrice et que vous pouvez utiliser pendant la grossesse ou pendant les contractions de la naissance.

Les vagues

Imaginez-vous, allongée sur une plage, tout en respirant calmement et profondément. Tout est calme, vous êtes détendue. Vous ressentez une vague qui vient caresser le bout de vos pieds, elle est douce et agréable. La vague suivante remonte jusqu'à vos chevilles, puis vos genoux. Vous appréciez sa caresse. Les vagues suivantes remontent petit à petit, de plus en plus haut sur votre corps et viennent immerger vos cuisses, votre bassin. Visualisez-les, les unes après les autres. Vous les accueillez. Au fur et à mesure que les vagues vont et viennent, elles remontent jusqu'à votre poitrine, vos épaules et finissent par immerger votre tête jusqu'à la racine de vos cheveux.

Le fruit

À chaque contraction, visualisez un fruit, le premier qui vous vient à l'esprit. Concentrez-vous sur sa forme, sa couleur, son odeur, son goût. Vous pouvez vous imaginer en train de croquer ce fruit. En vous concentrant ainsi mentalement sur ces informations, vous détournez votre esprit de la sensation des contractions.

Le lieu ressource

Plongez dans votre esprit et imaginez-vous devant une porte. Imaginez bien chaque détail de l'aspect de cette porte, avant de l'ouvrir. Derrière, se trouve un lieu dans lequel vous vous sentez merveilleusement bien. Vous y entrez. Cela peut être un lieu que vous connaissez bien ou au contraire, un lieu entièrement tiré de votre imagination. Vous visualisez chaque détail de cet endroit : la lumière, l'ambiance, les bruits, les odeurs. Vous vous y installez, confortablement. Vous pouvez vous sentir parfaitement détendue et en sécurité dans cet endroit qui est le vôtre.

Les pensées positives

L'utilisation de pensées positives permet de renforcer votre confiance. De simples petites phrases peuvent changer votre état d'esprit et influencer votre bien-être. Il ne s'agit pas de lutter contre les pensées négatives, mais de transformer celles-ci en pensées positives. En vous répétant des pensées positives tout au long de votre grossesse, vous en serez imprégnée pour le jour J.

« J'ai confiance en moi. »

« J'ai confiance en mon bébé. »

« Mon corps sait mettre au monde. »

« J'accueille chaque vague qui me rapproche de mon bébé. »

Dès le début de la grossesse, vous pouvez travailler sur vos peurs et vos blocages en transformant les pensées négatives. Ainsi, j'invite les futures mamans à utiliser un outil puissant, le transformateur de pensées.

Les moyens pharmacologiques de soulagement de la douleur

- La péridurale consiste à soulager efficacement la douleur liée à l'enfantement par la pose et l'administration d'un analgésique. Elle peut être administrée selon le stade du travail, les conditions et le souhait de la femme. Seul un(e) anesthésiste peut la poser après avoir recueilli les informations médicales nécessaires, votre consentement éclairé, s'être assuré(e) que vous ne présentez aucune contre-indication et vous avoir expliqué la procédure et les risques.

Il existe deux sortes d'administration :

- **l'injection en continue** (avec un ou plusieurs bolus si cela n'est pas jugé assez fort par la femme) qui permet une diffusion constante ;
- **l'injection contrôlée par la patiente (APCP)** qui permet d'adapter la dose en fonction du ressenti et des besoins de la femme. Cette pratique participe également au sentiment d'autonomie et de contrôle de la future maman.

Les deux méthodes sont aussi efficaces l'une que l'autre. Si la péridurale est faiblement dosée, la femme peut continuer à se mouvoir.

Avant de prévoir une péridurale, je vous invite à prendre connaissance des possibles effets secondaires : baisse de tension ; malaises ; difficultés à bouger les jambes et perte de sensibilité ; douleurs sur le point d'injection ; augmentation des interventions et utilisation des instruments ; plus grande utilisation d'ocytocine de synthèse ; effets sur le bébé (ils sont rares et souvent sans conséquences).

L'avantage de la péridurale est que, dans certains cas, elle permet de vivre une naissance plus apaisée, notamment lorsque la femme est dans un état de stress et d'angoisse l'empêchant totalement de lâcher prise et de bien vivre ce moment. Nous l'avons vu, l'idée n'est pas de souffrir au moment de la naissance, mais bien de composer avec la douleur. Et, parfois, cela n'est pas si simple que ça, c'est alors que la péridurale s'avère utile.

- Il existe d'autres techniques médicamenteuses comme les narcotiques (la morphine par exemple), le protoxyde d'azote, qui est un gaz hilarant ou encore l'anesthésie du bloc pudental qui est une injection locale d'anesthésiant au niveau du vagin.

DONNER NAISSANCE AUTREMENT

Le recours à la césarienne

La césarienne est une opération chirurgicale qui consiste pratiquer une incision de l'abdomen et de l'utérus pour faire naître le bébé, dans les cas où la naissance par voie basse ne peut être envisagée ou est trop risquée. Elle peut être pratiquée en urgence après le début du travail spontané ou, parfois, dans de rares cas, programmée à l'avance.

De nombreuses mères peuvent avoir le sentiment que cette naissance n'est pas une « vraie » naissance, mais il semble important de rappeler que quelle que soit la façon de mettre au monde votre bébé, vous l'avez porté et fait grandir en vous et, dans tous les cas, c'est votre corps qui a permis à ce bébé de naître et d'exister. Oui, un accouchement par césarienne est une naissance comme une autre, et, malgré l'aspect chirurgical, elle reste avant tout un événement humain fort qu'il faut considérer comme tel.

De plus en plus de professionnel(le)s de santé et de maternités portent une attention particulière à la pratique des césariennes dites « douces » lorsque cela est possible. L'ambiance est soignée, les parents peuvent parfois choisir un fond musical, le ou la professionnel(le) prend soin d'expliquer chaque étape à la femme, et à son/sa partenaire présent. Il est même possible de pousser son bébé comme s'il naissait par voie basse et de le saisir au moment de sa naissance. Magique !

Déroulement d'une césarienne

Il varie selon le type de césarienne (urgence ou programmée), l'équipe et les lieux.

- **Lors de votre arrivée au bloc, on vous posera d'abord une perfusion, une sonde urinaire et des capteurs** pour mesurer vos constantes puis une anesthésie sera mise en place sur le bas de votre corps.

- **Un champ opératoire sera installé (drap stérile vertical qui vous empêchera de voir l'opération).** Il est souvent possible d'être accompagnée du co-parent. Le/la chirurgien(ne) commence par ouvrir horizontalement. Une pression sera exercée sur le haut du ventre pour diriger le bébé vers la sortie. Parfois, les ventouses ou les forceps sont utilisés pour l'aider.

- **Après sa naissance, votre bébé viendra vous faire un petit coucou,** et, selon son état et le vôtre, il pourra rester contre vous pendant la suite de l'opération si un(e) soignant(e) est disponible pour vous aider. Vous pourrez peut-être même commencer la première tétée. Dans le cas contraire, bébé partira avec son autre parent pour une séance de peau à peau. En cas de difficultés, il partira sous surveillance médicale.

- **Le/la chirurgien(ne) terminera en aspirant l'eau et en sortant le placenta** et enfin il/elle pourra procéder à la suture. La peau est ensuite refermée avec des agrafes ou bien des fils, résorbables ou non.

La plupart du temps, les césariennes se déroulent bien. C'est une opération qui est bien maîtrisée et courante. Durant les 24 heures qui suivent une césarienne, la mère doit avoir de l'aide pour s'occuper de son bébé car elle aura des douleurs pendant plusieurs jours. La récupération après une césarienne est plus longue et le séjour à la maternité est prolongé.

Question fréquente

Peut-on donner naissance par voie basse après une première césarienne ?

OUI ! Il s'agit d'un AVAC, accouchement par voie basse après césarienne. Cela est possible au cas par cas, mais dans un premier temps, il convient d'identifier quelles étaient les raisons de la première césarienne. Cela vous permettra de mieux comprendre ce qui aurait pu ou non être fait pour éviter cela. Et si ces causes sont évitables pour cette nouvelle naissance.

Choisissez des professionnel(le)s qui vous accompagneront lors de cette aventure, des personnes ayant l'habitude de gérer ce genre de cas de préférence et qui sauront trouver un juste milieu entre le respect de vos besoins, de votre rythme et l'aspect sécuritaire que nécessite votre cas. Vous devez avoir confiance en eux et vice versa.

Pour information, vous avez 70 % de chances d'accoucher par voie basse et environ 30 % d'avoir une nouvelle césarienne en cours de travail. Ceci est vrai après une ou deux césariennes, en revanche à partir de trois césariennes, une nouvelle césarienne sera programmée pour les bébés suivants.

Les différentes présentations du bébé

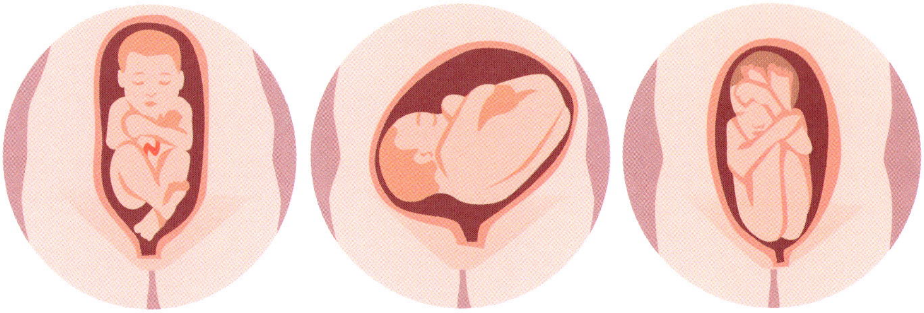

Présentation mode des pieds

Présentation de l'épaule ou transversale

Présentation du siège décomplété

Si la grande majorité des bébés se présentent tête en bas, bien fléchie dans le bassin, il arrive que d'autres se présentent par les fesses. On parle de position en siège. À terme, c'est seulement 3 à 4 % des bébés qui se présentent ainsi, parmi lesquels :

- **50 à 70 % sont en siège décomplété** (le bébé se présente par les fesses, ses pieds sont remontés au niveau de son visage) ;
- **10 à 30 % sont en siège semi-décomplété** (un pied en haut et l'autre en bas) ;
- **5 à 10 % sont en siège complet** (le bébé assis en tailleur se présente les pieds en premiers).

En l'absence de contre-indication, un accouchement du siège par voie vaginale est souhaitable pour les présentations en siège complet ou décomplété, sous certaines conditions.

En revanche, lorsque le bébé se présente par les pieds, la césarienne programmée est souvent requise. C'est le cas des deux tiers des bébés en siège qui naîtront par césarienne programmée avant le début du travail ou en cours de travail. Le tiers restant réussira l'accouchement par voie basse dans 70 % des cas et, enfin, les dernières auront une césarienne d'urgence.

Aider bébé en siège à se retourner

Si votre bébé n'a toujours pas mis sa tête en bas à 33 SA, pas de panique... Tout est encore possible puisqu'environ la moitié des bébés se retournent encore jusque à la naissance ! Voici quelques petits conseils pour aider votre bébé à se placer en position céphalique.

L'acupuncture

Afin de faciliter les mouvements du bébé, l'acupuncteur utilise des aiguilles qu'il place à des points précis pour augmenter le volume de liquide ou assouplir l'utérus. Ces techniques sont souvent complétées avec l'utilisation d'un moxa permettant de chauffer l'extrémité du petit orteil (le point 67V). Cette méthode aiderait le bébé à se repositionner tête en bas.

C'est environ 50 à 80 % de réussite, donc ce n'est pas à négliger.

L'ostéopathie

L'ostéopathe recherche d'éventuels blocages qui pourraient empêcher le bébé de se retourner, le plus souvent au niveau du bassin, ou des lombaires. L'objectif n'est pas de manipuler le bébé pour qu'il se retourne, mais de lui faire de la place

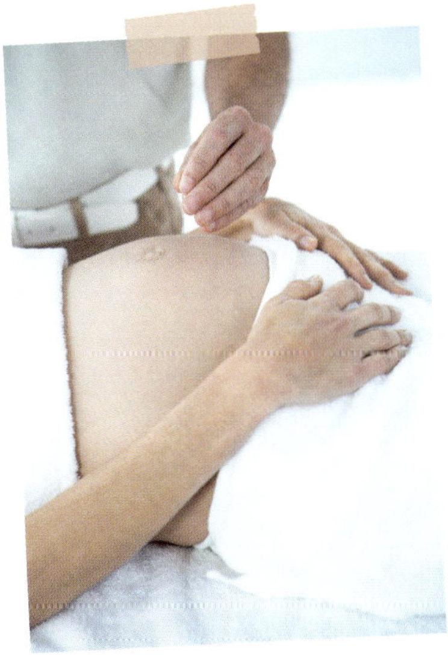

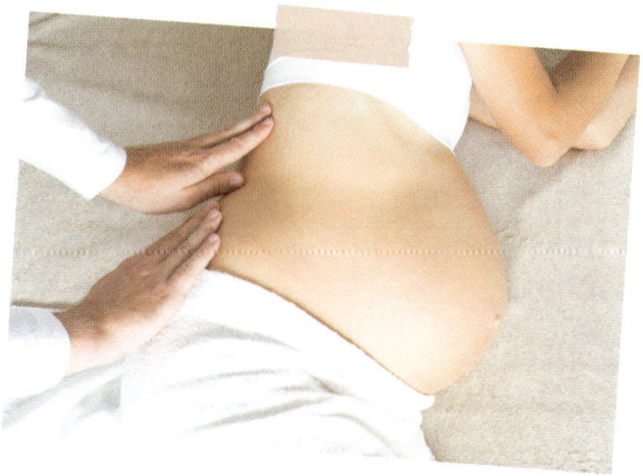

Les exercices posturaux

Les exercices posturaux permettent de faire de la place au bébé grâce à l'utilisation de postures qui l'invitent à se retourner seul. Ils peuvent parfaitement être combinés avec l'acupuncture ou l'ostéopathie.

La pratique du pont indien à raison de deux fois par jour une vingtaine de minutes fonctionnerait sur ¾ des sièges ! Elle permet de réduire de près de 50 % le recours à une VME (version par manipulation externe).

1 **Le « pont passif » de Bayer :**
installez votre bassin et votre dos
sur un coussin pour les surélever à 50 cm du sol
et posez votre tête sur un oreiller légèrement plus bas.

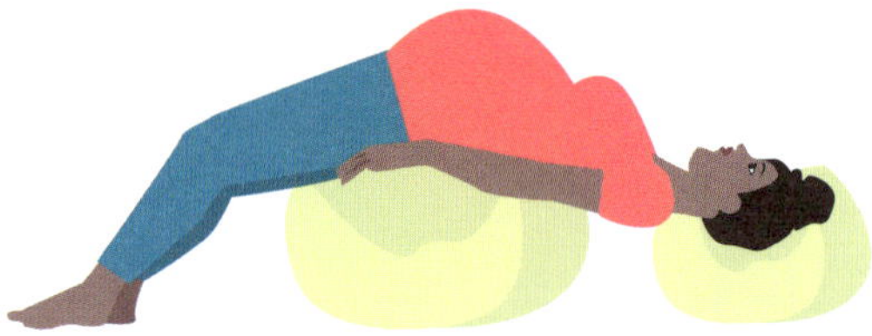

2 **Le « pont indien » :**
surélevez votre bassin avec un coussin,
les cuisses en abduction,
la tête et les épaules au sol,
et respirez profondément par le ventre.

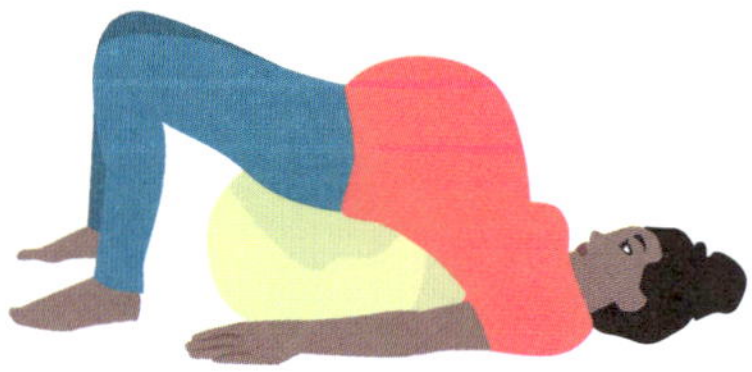

3 **La position genupectorale :**
mettez-vous à quatre pattes,
puis, après une détente profonde,
fléchissez les genoux et posez vos avant-bras au sol,
la tête reposant sur vos mains.

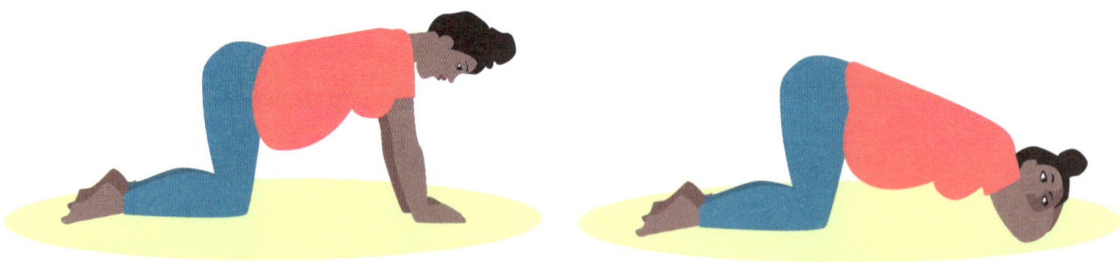

La VME (Version par Manipulation Externe)

Cette intervention est effectuée par un(e) gynécologue à l'hôpital. Dans un premier temps, le ou la médecin vérifie la position du bébé, du placenta ainsi que la quantité de liquide amniotique. Il ou elle administre ensuite un médicament à la future maman afin de faire relâcher le muscle utérin et d'éviter les contractions. En quelques minutes, le ou la gynécologue pratique la manœuvre sur le ventre de la maman pour faire se retourner le bébé. La manœuvre est réalisée sous échographie et monitoring. Elle est considérée comme désagréable pour la future maman. Ce geste est bien maîtrisé et très fréquent, mais il n'exclut pas totalement le risque d'incident (contractions, perte des eaux ou décollement du placenta).

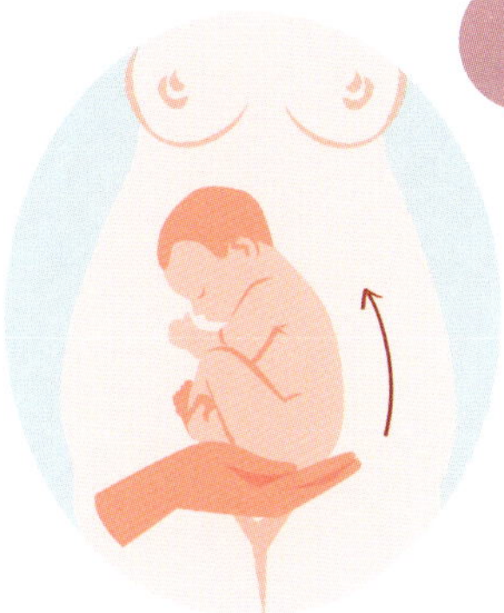

1 **Mobilisation du siège :** on place une main sous les fesses de bébé et une autre au niveau de la tête.

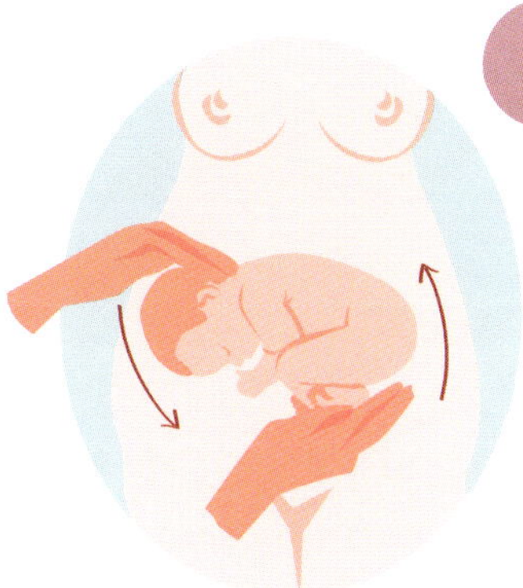

2 **Rotation manuelle** vers l'avant avec les deux mains, l'une poussant les fesses et l'autre guidant la tête.

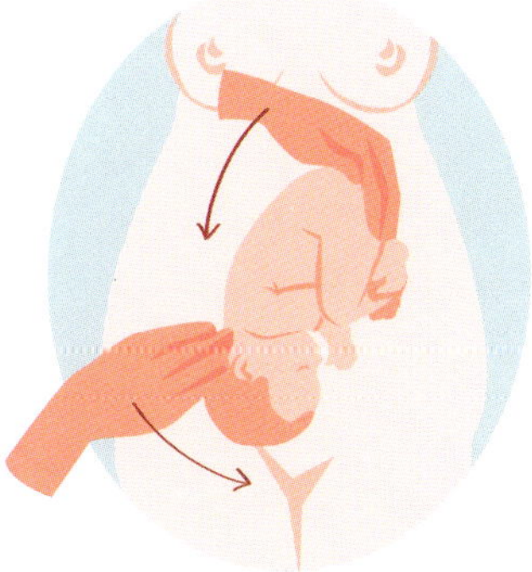

3 **Fin de la rotation :** vers l'avant.

MON HISTOIRE D'ACCOUCHEMENT

Le déroulement :

Ce que j'ai ressenti :

Mon bébé

LE TRAVAIL A COMMENCÉ À ....

BÉBÉ EST NÉ LE .... À .... H ....

À ....

IL OU ELLE S'APPELLE ....

IL OU ELLE PÈSE .... ET MESURE ....

IL OU ELLE EST DE SIGNE ASTROLOGIQUE ....

ASCENDANT ....

Sa première photo

La naissance de ce petit bébé marque la fin de la grossesse et le début de la période *post-partum*. Énorme chamboulement physique et émotionnel, c'est tout un équilibre qu'il faut retrouver dans cette nouvelle configuration. C'est un nouveau rôle à apprendre et un petit être humain à découvrir. C'est un épisode d'une intensité unique dans une vie, qui mêle émerveillement face à ce petit enfant et, à la fois, redécouverte de soi-même dans son identité parentale et découverte de cet enfant qui nous donne le sentiment d'être connu(e) et inconnu(e) à la fois. Notre rythme s'adapte en fonction de lui, nos besoins sont un peu moins biens satisfaits pour mieux pouvoir satisfaire les siens, c'est toute notre vie qui s'articule désormais autour de ce bébé. La naissance est à la fois une rencontre et une séparation pour le duo maman-bébé et même si cela représente une rupture avec la vie d'avant le bébé et la grossesse, il convient de percevoir cela davantage comme une continuité naturelle... Plus cette continuité est respectée pour la dyade mère-enfant et plus la période postnatale sera douce à vivre.

C'est ce que je vais tenter de mettre en lumière dans cette partie.

3.

BIEN VIVRE SON *POST-PARTUM*

1
Préparer et protéger son *post-partum*

La période *post-partum* dure théoriquement six semaines après la naissance, cependant, il me semble important de prendre en compte le fait que le *post-partum* ne se limite pas à quelques symptômes physiques et hormonaux. Chaque être humain vit très différemment cette période selon de nombreux paramètres. Ainsi, la période *post-partum* et ses difficultés s'étendent, en réalité, bien au-delà des six semaines établies par l'OMS.

On entend souvent parler de 4e trimestre de grossesse, cette période où l'enfant poursuit son développement hors du ventre maternel. C'est une période de transition et d'adaptation pour tout le monde, un apprentissage qui ne vient pas du jour au lendemain, mais qui, pourtant, est à la fois une évidence tout comme un saut dans l'inconnu. Pour la mère, cette transition est une véritable tempête physique, psychique et émotionnelle...Tout se mêle dans cette explosion de nouveautés !

Universellement, devenir parent c'est rebâtir un nouvel équilibre, promettre protection, soin et réconfort pour une vie entière à cet individu qui nous rejoint.

BON À SAVOIR

• Pour pouvoir prendre soin de votre bébé, il est essentiel de prendre aussi soin de vous. Comme le dit si bien le Dr. Sears (pédiatre et auteur américain) : « Mettez votre masque à oxygène avant de mettre le sien à votre enfant ». Pour continuer cette analogie aéronautique, gardez en tête que quoi qu'il arrive, si vous étouffez, vous n'êtes d'aucune utilité à votre enfant. J'aime beaucoup reprendre cette image car elle est assez révélatrice de l'importance de trouver un équilibre entre ses propres besoins et ceux de notre enfant.

• Le besoin numéro UN du bébé c'est d'avoir des parents qui vont bien.

PRENDRE SOIN DE SOI

De nombreuses cultures à travers le monde respectent les fameux quarante jours de repos. C'est ce qu'on appelait communément « les relevailles » dans la culture chrétienne ou encore « le Mois d'Or » dans la culture chinoise. C'est une période où la femme se repose et profite de la visite d'autres femmes venant se relayer auprès d'elle pour l'accompagner et la soutenir. Ces femmes qui mettent à profit le Mois d'Or pour se centrer sur elles-mêmes n'ont souvent pas autant de difficultés que les femmes occidentales, qui se sentent parfois plus isolées, car, elles, n'ont pas besoin de demander de l'aide : l'aide est partout autour d'elles. Les femmes ont besoin de cette parenthèse de repos et de calme pour pouvoir se centrer sur leur préoccupation principale à ce moment-là : leur bébé. Malheureusement, la société moderne occidentale pousse à aller vite, met en avant les femmes qui restent actives, qui continuent de vivre comme avant le bébé, sans transition.

Pour certains parents, les visites peuvent être déstabilisantes, demander beaucoup d'énergie, être source de stress et de fatigue, ce qui empêche de créer son nid et des moments d'intimité. On nomme « syndrome du visiteur » ces visites qui sèment le trouble et dévalorisent. On peut d'ailleurs, malheureusement, ressentir ces mêmes sentiments à la maternité de la part du personnel soignant, parfois maladroit.

Pour d'autres, au contraire, les visites rassurent, permettent de ne pas se sentir seul(e)s et apportent un réel soutien. Cela dépend entièrement de l'entourage, de leur place et de leur regard. C'est un sujet dont tous les parents devraient discuter avant la naissance, afin de pouvoir déterminer si oui ou non ils souhaitent des visites et dans quelles limites.

Vous pouvez préparer le *post-partum* afin de le vivre plus sereinement. Il n'est pas question de vouloir tout contrôler, tout organiser à l'avance, mais simplement de mettre en place des petites choses qui vous permettront de vous dégager du temps et de l'énergie, car le bébé en aura aussi besoin…

BON À SAVOIR

Pendant la pandémie de Covid 19, les taux d'allaitement ont augmenté au Royaume-Uni et on a même constaté que les bébés reprenaient mieux leur poids de naissance car les tétées étaient plus fréquentes et ininterrompues. Bien que l'isolement soit dur à vivre, l'absence de visites en maternité et au domicile a permis à de nombreux parents de vivre le 4e trimestre plus sereinement.

Quelques idées pour prendre soin de vous pendant votre *post-partum*

- **Faites une séance d'ostéopathie,** offrez-vous un soin Rebozo (un soin originaire du Mexique qui consiste à resserrer le bassin à l'aide de tissus, afin d'aider le corps à se remettre après le passage du bébé).
- **Écoutez de la musique** que vous appréciez et danser avec votre bébé pour célébrer la vie.
- **Regardez vos séries préférées,** lovée contre votre bébé.
- **Prenez une longue douche chaude ou un bain moussant** (dès que vous avez le feu vert de votre sage-femme) avec une musique douce pendant que quelqu'un s'occupe du bébé dans la pièce à côté.
- **Prenez le temps de méditer** ou faites du yoga avec bébé.

LE SECOND PARENT

Le second parent, lorsqu'il est présent, peut soutenir la mère, gérer et organiser les visites, mais aussi protéger le repos de la mère et de l'enfant. Sa plus grande mission durant cette période est probablement de veiller au confort et au bien-être du binôme mère-enfant pour former un trio de choc !

S'occuper d'un bébé ne se limite pas à le nourrir ; en réalité, le second parent peut tout à fait s'investir dans les soins et le bien-être de son enfant et ainsi créer du lien par d'autres actions indispensables et très bénéfiques, aussi bien pour le bébé que pour le second parent. Attention toutefois, le second parent a lui aussi besoin de temps et de repos.

2
Les difficultés post-partum

Pour se préparer au mieux à vivre cette période qu'est le *post-partum*, il est tout d'abord primordial de se pencher sur certains désagréments qui peuvent gêner la jeune maman après la naissance. En avoir connaissance permet de mieux s'y préparer.

LES LOCHIES

Ce sont des pertes de sang qui peuvent durer 4 à 6 semaines après la naissance. Très abondantes, sanglantes et de couleur rouge clair dans un premier temps, elles diminuent ensuite et deviennent rosées, puis jaunâtres, voire brunes, avant de disparaître. Elles servent à évacuer les divers résidus (sang, caillots, etc.) durant le processus de cicatrisation de l'utérus. En cas d'allaitement, les lochies peuvent s'arrêter un peu plus rapidement grâce à l'action des hormones.

LES TRANCHÉES

Ce sont des contractions utérines qui permettent à l'utérus de reprendre sa taille initiale et de cicatriser tout en évacuant les résidus. Elles peuvent être douloureuses car plus l'utérus est « distendu », plus il se contracte. Elles sont donc plus douloureuses les jours qui suivent la naissance, notamment au moment des tétées car les mises au sein déclenchent la libération d'hormones favorisant les contractions. Elles durent entre 2 à 10 jours.

LA POITRINE

La nature prévoit de quoi nourrir bébé et votre poitrine prendra donc du volume quelques jours après la naissance, c'est ce qu'on appelle la montée de lait. Cela peut être inconfortable, mais si vous souhaitez allaiter, que les tétées sont fréquentes et les mises au sein efficaces, cela ne devrait pas être douloureux.

LES CICATRICES

Déchirures, épisiotomie ou césarienne, ces cicatrices ne sont pas systématiques, fort heureusement, mais lorsqu'elles surviennent, il est important de les prendre en considération et d'en prendre soin, surtout lorsqu'elles sont inconfortables ou douloureuses.

En ce qui concerne les douleurs de déchirure ou d'épisiotomie, vous pouvez faire couler un filet d'eau tiède au moment d'uriner afin d'éviter la sensation de picotements ou de brûlure les premiers jours après la naissance. Une simple petite bouteille d'eau vide que vous remplissez d'eau tiède fera largement l'affaire. L'homéopathie peut vous aider à soulager les douleurs et favoriser la cicatrisation en prenant 5 granules d'Arnica 9 CH et de Staphysagria 5 CH matin et soir.

Pour vos cicatrices, la teinture mère de Calendula est un remède naturel qui possède des vertus cicatrisantes et apaisantes. Vous pouvez diluer un volume de teinture mère dans deux volumes d'eau et la faire doucement couler sur votre déchirure ou votre épisiotomie. Vous pouvez aussi imbiber une compresse pour l'appliquer sur votre cicatrice de césarienne.

Après la cicatrisation complète, vous pourrez appliquer une huile végétale en massage sur vos cicatrices. Les huiles de calendula, noix de coco, argan ou karité sont toutes indiquées pour les cicatrices de césarienne. Pour le périnée, vous pouvez utiliser une huile de massage spéciale pour cet endroit délicat, ou, à défaut, de l'huile de noix de coco.

6 à 8 semaines après la naissance, il sera possible de commencer une rééducation du périnée chez votre sage-femme ou votre kiné.

ASTUCE

Massage de cicatrice post-césarienne

- Installez-vous confortablement.
- Choisissez une position qui permette à votre ventre de se détendre (une position semi-assise par exemple).
- Appliquez un peu d'huile sur la pulpe de vos doigts et effectuez de petits cercles le long de votre cicatrice.
- Pétrissez délicatement la peau le long de la cicatrice.
- Entre vos doigts, effectuez un léger mouvement de palpé/roulé sur votre cicatrice.
- Répétez ce petit massage une à deux fois par jour.

SE RÉAPPROPRIER UN NOUVEAU CORPS

Après la rondeur de la maternité, après la plénitude de la grossesse, voici que l'enfant vient au monde et que ce corps devient soudainement vide et inconnu, transformé par la maternité. Cette sensation de vide peut même être quelque peu déstabilisante dans un premier temps. La grossesse peut laisser ses marques : vergetures, ventre mou, seins tendus, quelques kilos supplémentaires, etc. Bien que nous soyons émerveillées par le miracle de la vie et la force de la nature, nous avons souvent beaucoup de difficultés à accepter cette transformation et à porter un regard bienveillant sur ce nouveau corps. Et si, au lieu de vous focaliser sur votre aspect physique, vous releviez le défi en essayant d'être reconnaissante envers votre corps pour ce qu'il a permis ?

Nous ne prenons pas assez conscience de l'incroyable transformation qui s'opère et de la raison pour laquelle ce corps s'est modifié. Pour faire naître un bébé ! Ce n'est pas rien, vous rendez-vous compte ? Durant neuf mois, ce corps a évolué, il a accueilli un bébé, l'a protégé et l'a nourri en nutriments et en oxygène ; il a également fabriqué et abrité un placenta, le tout dans une poche remplie d'eau. Votre corps a aussi tout prévu pour nourrir exclusivement ce bébé après la naissance.

Et tout comme il s'est adapté à la grossesse, ce corps a su faire naître un enfant et saura à nouveau se modifier. Dire que votre corps redeviendra comme avant serait vous mentir, car chaque femme et chaque corps sont différents, mais une chose est sûre, votre corps se modifie encore dans les mois qui suivent la naissance : votre bassin se referme, vos organes reprennent leur place et leur forme.

Les injonctions faites aux femmes concernant leur corps et leur apparence physique après la naissance d'un bébé ajoutent une énorme pression aux mères, en particulier celle de « retrouver » leur corps d'avant comme si elles l'avaient perdu. Vous avez le droit de lâcher prise et de vous centrer sur votre bébé et, tout simplement, de ne pas faire de ce corps une priorité absolue. Vous aurez bien le temps d'y penser pour la suite ! Après quelques semaines, vous pourrez reprendre des activités douces comme le yoga, le Pilates et du léger renforcement musculaire à pratiquer chez vous avec votre bébé à côté par exemple.

Il est important de préciser que les premiers mois, il est impossible de faire passer le bien-être de l'un avant celui de l'autre. C'est un équilibre délicat qui se construit ensemble. Prendre soin de vous n'empêche pas de prendre soin de votre bébé et vice versa. Rappelez-vous que la période qui suit la naissance est simplement le prolongement de la grossesse, mais avec un bébé dans les bras et non dans le ventre !

LES MAUX PSYCHIQUES

En plus de tous les bouleversements physiques, il y a aussi les grands bouleversements psychiques que la maternité provoque.

Le sentiment de difficulté est d'autant plus présent qu'il existe un fossé entre l'image idéalisée de la maternité représentée dans l'esprit collectif et la réalité. Ce fossé peut provoquer un sentiment d'échec, de culpabilité, ou bien encore une baisse d'estime de soi qui peuvent aboutir à une prise de distance ou un désinvestissement involontaire des parents dans la relation d'attachement avec leur bébé. Dans une volonté de bien faire, les parents peuvent avoir tendance à se mettre une énorme pression, à se faire passer au second plan et à encaisser l'augmentation des charges mentales et de la fatigue physique. La société et les attentes du monde moderne ne sont pas toujours adaptées au rythme et aux besoins d'un petit bébé et de ses parents. Ce n'est donc ni de votre faute ni celle de votre bébé si vous ressentez des difficultés à jongler avec toutes ces attentes, ou si un sentiment d'échec vous envahit.

Si vous ressentez ce sentiment de *burn-out* parental, il est primordial de vous faire accompagner et aider par des professionnels avant que ces difficultés n'affectent vos relations, votre épanouissement ainsi que celui de votre bébé. Cela peut même arriver bien après les premiers mois ou les premières années de votre bébé : lorsque l'accumulation devient trop importante et que vous « craquez » finalement sous le poids de toutes ces attentes.

Le baby blues

Il touche 60 % des mères et survient généralement au 3e jour du *post-partum*. Il est lié à l'état de fatigue, de trop-plein émotionnel et d'explosion hormonale. Le tout crée un effet tempête et engendre une fragilité psychique et émotionnelle qui s'améliore et disparaît spontanément en 7 à 15 jours. C'est un état physiologique usuel qui touche la plupart des femmes à différentes intensités et qui permet à la mère d'intégrer son nouveau rôle.

La dépression du post-partum (DPP)

À l'inverse du *baby blues*, elle peut survenir dans les semaines qui suivent la naissance ou tout au long de la première année. Contrairement au *baby blues*, elle ne disparaît pas spontanément, mais nécessite une vraie prise en charge médicale et psychologique. Elle concerne 10 à 15 % des nouvelles mères et se manifeste par une fatigue intense, une perte d'intérêt, un état d'anxiété et une tristesse. Le co-parent peut également être touché par cette dépression.

Les facteurs de risque sont nombreux : un stress élevé, un manque de soutien, des difficultés à s'occuper du bébé ou à allaiter qui entraînent des sentiments d'échec et de déception, un manque d'estime de soi, des antécédents de dépression ou de maladies mentales avant la grossesse, etc.

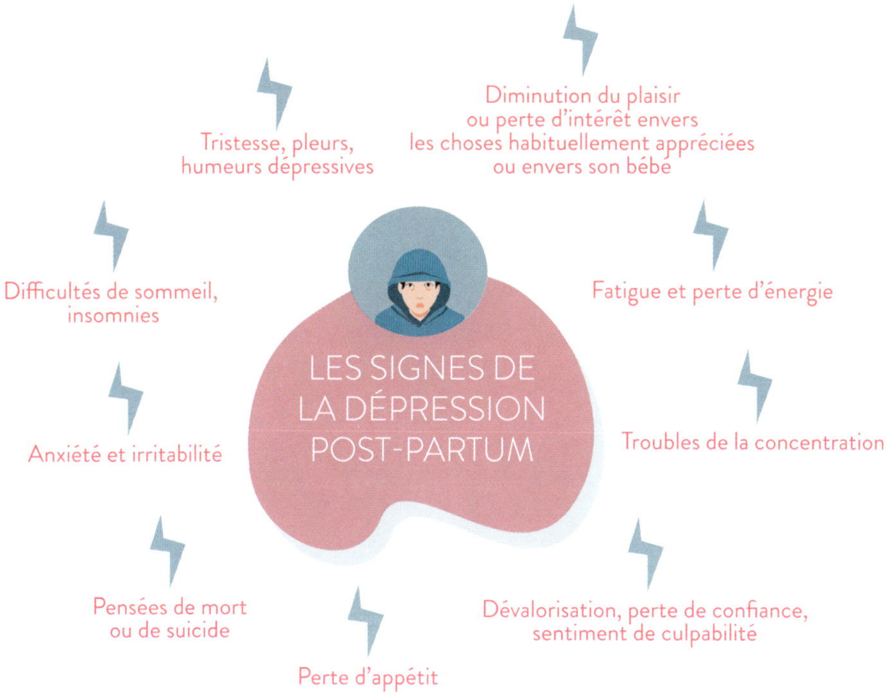
LES SIGNES DE LA DÉPRESSION POST-PARTUM
Tristesse, pleurs, humeurs dépressives
Diminution du plaisir ou perte d'intérêt envers les choses habituellement appréciées ou envers son bébé
Difficultés de sommeil, insomnies
Fatigue et perte d'énergie
Anxiété et irritabilité
Troubles de la concentration
Pensées de mort ou de suicide
Dévalorisation, perte de confiance, sentiment de culpabilité
Perte d'appétit

Si vous avez cinq ou plus de ces symptômes et qu'ils persistent depuis au moins deux semaines, ne tardez pas à demander de l'aide.

3
Bien accueillir bébé

Le voilà, ce bébé tout neuf, c'est le moment de le découvrir, ce moment parfois si magique, et parfois si déstabilisant. Toutes les mères n'ont pas le fameux « coup de foudre » en découvrant leur bébé. Une mère ne devrait pas culpabiliser du fait de ne pas ressentir instantanément cet amour inconditionnel, malgré le désir d'avoir et de rencontrer ce bébé. Les conditions de naissance, le déroulement de la grossesse, l'histoire de chacune influencent notre état et nos ressentis et ce n'est pas parce que le « coup de foudre » n'est pas là au premier regard que vous n'allez pas aimer ce bébé ni être une bonne mère. Rassurez-vous !

Dans le ventre maternel, le bébé vit dans une parfaite homéostasie, tout est équilibré et absolument adapté pour assurer son bien-être et combler tous ses besoins. C'est son premier monde, celui qui l'abrite, le couve, le protège et qui lui permet de se développer. C'est aussi là qu'il fait ses premières expériences sensorielles et qu'il s'arme pour le monde extérieur.

LE BESOIN DE CONTINUITÉ

Dans cette matrice maternelle, l'enfant échange déjà avec le monde extérieur, il se prépare pour la vie qui l'attend. Il perçoit les caresses, les sons, il crée des liens à travers les échanges physiques, sensoriels, hormonaux, biologiques et émotionnels.

À la naissance, votre petit quitte ce monde tant sécurisant et connu, c'est une rupture, mais pas d'inquiétude, il est tout à fait prêt pour découvrir le monde extérieur. Cependant, il aura toujours besoin de trouver des repères qui assurent une continuité entre l'avant et l'après, des sensations familières telles que l'enveloppement, le bercement, la voix de sa maman… La présence parentale permet donc la transition d'un monde à un autre. Les bras assurent la continuité entre l'univers utérin sécurisant et confiné et le monde extérieur. Les parents sont le lieu sûr et solide sur lequel le bébé peut s'enraciner, se reposer, s'appuyer pour grandir et évoluer.

Lorsque le bébé vient au monde, il fait la découverte de nouvelles choses :

- **la lumière :** ses petits yeux qui n'ont connu que la pénombre sont soudainement éblouis si la luminosité est trop forte ;
- **la sensation de vide :** son corps, qui jusqu'alors était enveloppé et replié sur lui-même découvre la sensation de s'étendre ; ses membres se déplient brusquement et le vide qui l'entoure l'effraie. Il fait la première expérience de la pesanteur.
- **le froid :** sur son petit corps nu et mouillé, c'est très désagréable. Le bébé passe d'une température maternelle de 37 °C à celle d'une salle d'accouchement bien plus froide.
- **la première inspiration :** ses poumons se gonflent pour la première fois. C'est pourquoi les nouveau-nés pleurent souvent au moment de leur naissance.

Même si de plus en plus d'efforts sont faits à l'hôpital pour respecter au maximum les conditions de naissance, il reste encore du chemin à faire afin de protéger ce moment et le rendre le plus doux possible. Vous pouvez en discuter avec le personnel médical afin de voir quels aménagements sont possibles ou non. Pensez également à préparer un projet de naissance pour votre bébé en préparant une petite liste des choses que vous souhaiteriez mettre en place.

LES PREMIERS SOINS

Le premier acte pratiqué après la venue au monde du bébé est de clamper et couper le cordon ombilical. Pour cela, deux pinces sont placées de part et d'autre du cordon, le coup de ciseaux est fait entre les deux pinces. N'ayez crainte, le cordon ombilical ne possède aucune terminaison nerveuse, il se compose d'une veine et de deux artères ; votre bébé ne ressent donc aucune douleur.

BON À SAVOIR

- L'OMS recommande un clampage tardif (après une à trois minutes, lorsque les pulsations ombilicales ont cessé) car le fait d'interrompre la circulation entre l'enfant et le placenta de manière trop précoce coupe les derniers échanges bénéfiques en sang et en oxygène. La première inspiration se fait alors plus brutalement et de manière forcée.
- Ce clampage tardif permet également une augmentation du taux des réserves en fer, une diminution du risque d'infections néonatales. Néanmoins, le cordon ombilical peut être clampé et coupé plus rapidement dans le cas où l'état de l'enfant nécessite des soins d'urgence. Il est plutôt courant que, par habitude, les soignants s'empressent de couper le cordon trop vite, pensez à bien préciser votre souhait si vous désirez attendre un peu avant de rompre ce lien précieux.

Après avoir profité d'un moment en peau-à-peau avec votre bébé, dont la durée varie généralement d'une demi-heure à deux heures, les soignants procéderont à l'examen clinique du nouveau-né. Ils vérifieront son état de santé général, sa température corporelle, ses mensurations (poids, taille et périmètre crânien) ainsi que ses réflexes archaïques.

Lors de ses premiers jours on observera également bébé afin de s'assurer qu'il s'adapte bien et est en bonne santé à travers plusieurs choses : sa température corporelle, l'élimination de ses premières selles, sa coloration cutanée, ses repas et parfois même son taux de glycémie.

LA DOUCEUR DU PEAU-À-PEAU

Dès les premiers instants, la mère et l'enfant sont capables d'interagir grâce à un ensemble de mécanismes biochimiques. Le peau-à-peau est le simple fait de placer le bébé contre le torse dévêtu de sa mère (ou du co-parent). Le peau-à-peau stimule les comportements innés du bébé, mais aussi de sa mère favorisant ainsi les interactions, le bien-être et l'attachement. Il permet une meilleure régulation des fonctions vitales et facilite l'adaptation du bébé dans le milieu aérien. Grâce à la synchronisation thermique entre la mère et le bébé, ce dernier, parvient à mieux réguler sa température instable les premiers jours de vie. La fréquence respiratoire et la fréquence cardiaque sont également plus stables.

BON À SAVOIR

Durant la première heure de vie, un bébé isolé dans un berceau pleure dix fois plus qu'un bébé placé en peau-à-peau.

Le peau-à-peau est une expérience sensorielle et physique qui permet au nouveau-né de retrouver la continuité de la matrice utérine (chaleur, odeur, caresse, enveloppement) tout en lui offrant une expérience nouvelle (se déplacer, chercher le sein, voir autour de lui, sentir de nouvelles odeurs...). C'est la façon la plus naturelle et plaisante qu'ont les bébés et les parents de s'accorder l'un à l'autre et de faire connaissance.

LA PREMIÈRE TÉTÉE

Le bébé placé en peau-à-peau sur le ventre maternel va grimper jusqu'au sein. Il est même capable de trouver le mamelon et de le téter sans aide en une heure environ. C'est ce qu'on appelle le « *breast crawl* » (le crawl mammaire ou le crawl du nouveau-né) : bébé rampe jusqu'au au sein, guidé par l'odeur maternelle, l'odeur de l'aréole, mais aussi grâce à la vue. La nature est incroyablement bien faite car le bébé sait instinctivement ce qu'il doit faire et sa mère a naturellement tout ce qu'il faut pour l'accueillir.

Doit-on préparer ses seins à l'allaitement pour éviter la douleur ?

- Aucune préparation physique n'est nécessaire car le corps de la femme est fait pour allaiter ; les mamelons se préparent donc tout naturellement. Il arrive encore que l'on entende le conseil d'endurcir les mamelons durant la grossesse en les frottant à l'aide d'une brosse à dent par exemple, mais cela ne fait que les fragiliser. L'aréole contient des petites glandes qui lubrifient et facilitent les tétées. Les crèmes en tout genre ne permettent pas non plus d'éviter les douleurs.
- Une bonne information en amont et une bonne mise au sein suffisent à éviter que cela soit désagréable car l'allaitement, y compris la première tétée, ne devrait pas faire mal.

LE PREMIER BAIN

À la naissance, le bébé est recouvert de *vernix caseosa*, une couche protectrice blanche qui recouvre le corps du bébé à la naissance. Cette substance disparaît en étant naturellement absorbée les premiers jours de vie. Le *vernix caseosa* est composé de 80 % d'eau, 10 % de protéines et de 10 % de lipides. Il contient également des vitamines et minéraux. Grâce aux lipides, la peau est protégée d'une exposition prolongée dans l'eau, notamment durant la vie utérine, pendant que la couche cornée de la peau se renforce. Plus un bébé naît tôt et plus il possède de vernix.

Le vernix a de nombreuses fonctions qui facilitent l'adaptation du bébé en milieu extra-utérin et le protègent.

- Il aide à réguler la température et protège du froid au moment de la naissance.
- Il favorise un bon équilibre du pH et nourrit la peau de ses lipides et vitamines pour limiter le dessèchement en agissant comme une crème hydratante naturelle. C'est un très bon imperméabilisant.
- Il joue une fonction de barrière contre les microbes et substances toxiques présentes dans l'environnement. Il est antibactérien, antifongique, anti-infectieux et anti-oxydant.
- Il serait à l'origine de l'odeur particulière des nouveau-nés, qui déclencherait chez les mamans du plaisir et un sentiment de récompense.
- Il assure une continuité sensorielle au bébé grâce à son goût et son odeur qui lui sont connus et semblables au liquide amniotique et aux sécrétions des glandes de Montgomery situées sur les aréoles mammaires.

Un nouveau-né n'est pas sale, il n'y a pas d'urgence à le nettoyer. Le *vernix caseosa* qui le recouvre le protège les premiers jours et constitue une barrière naturelle très bénéfique.

Il est donc préférable de patienter le temps que :

- le *vernix caseosa* soit absorbé naturellement ;
- la courbe de poids du bébé remonte (les premiers jours de sa vie, le bébé connaît une perte de poids physiologique pouvant aller jusqu'à 10 % de son poids de naissance. Idéalement, un bébé né à terme et en bonne santé devrait avoir un poids au moins égal ou supérieur à son poids de naissance) ;
- le bébé ait du tonus (un bébé avec peu de réserves d'énergie ou de graisse se fatiguera davantage dans son bain) ;
- la température corporelle du bébé se stabilise ;
- vous vous sentiez en confiance pour ce premier bain.

Le premier bain peut être donné 3 jours après la naissance, mais vous pouvez attendre 7 à 10 jours, afin de laisser au bébé et à son métabolisme le temps de s'adapter à cette nouvelle vie.

4
Les besoins du nouveau-né

Votre bébé est un être totalement dépendant de vous physiquement, vous devez donc apprendre à décrypter ses besoins et à y répondre quelle que soit la situation. Toute votre vie va se réorganiser autour de ce petit bébé, mais attention à ne pas vous oublier.

À l'arrivée du bébé, vous devrez apprendre à vivre à son rythme. Cela sera plus simple si vous vous laissez porter par ce petit être plutôt que si vous essayez à tout prix de lui imposer un rythme et un environnement inadaptés, qui seront des vecteurs de stress et de pression, et donc de difficultés supplémentaires pour tout le monde.

Comme tout être humain, le bébé possède des besoins fondamentaux indispensables à son bien-être physique et psychique. Dans cette partie, nous survoleront quelques-uns des besoins du bébé, car même si les besoins physiologiques tels que manger, boire, dormir et éliminer sont essentiels, il me semble important de mettre l'accent sur d'autres besoins qui le sont tout autant.

LES RYTHMES DU BÉBÉ

Durant ce 4e trimestre intense, les besoins et rythmes du bébé sont intimement liés à ceux de ses parents, et vice versa. Parents et nouveau-né ont les mêmes besoins fondamentaux (boire, manger, dormir, éliminer, être propre...). La différence réside dans le fait que les parents sont autonomes pour satisfaire leurs besoins, mais dépendent néanmoins du rythme de leur bébé durant cette période. À l'inverse, le bébé est entièrement dépendant de ses parents pour satisfaire ses besoins fondamentaux, mais il vit à son propre rythme. Il mange la nuit, dort le jour, pleure s'il est dérangé... et n'a pas la capacité de patienter ou d'être régulier.

Le bébé humain naît sans horloge ! Il ne connaît que ses rythmes biologiques. Petit à petit, il adoptera un rythme circadien de plus en plus régulier, en fonction de son environnement et de sa routine en suivant le rythme de ses parents. Ce rythme sera probablement constamment déstabilisé par des acquisitions, des petites maladies, des poussées dentaires, des changements d'habitudes, etc.

Pour mieux comprendre les besoins du petit humain, comprenons tout d'abord qui il est : le bébé humain est le seul mammifère à naître immature sur le plan physique. Il n'est pas capable de survivre sans un adulte pour garantir sa protection, ses soins et son alimentation. Vous comprenez donc bien qu'il ne fait pas de caprices et qu'il n'a pas la capacité à manipuler qui que ce soit, ses demandes sont des BESOINS. Le réflexe d'agrippement de l'humain ne lui permet pas de s'accrocher à sa mère car elle ne possède pas de poils : il passe donc beaucoup de temps dans ses bras et c'est normal. En le portant, nous lui envoyons des messages corporels sur la façon dont il est aimé.

Mon bébé se réveille dès que je le pose, ne va-t-il pas prendre de mauvaises habitudes en étant constamment dans mes bras ?

- Un bébé bien porté est un bébé qui se sent en sécurité. Porter n'est pas une mauvaise habitude, l'enfant a été porté constamment durant 9 mois. C'est un besoin, il est donc normal qu'après sa naissance, il recherche cette continuité.
- Dans vos bras, bébé retrouve le mouvement, la chaleur, l'enveloppement, la respiration de son parent, la voix et les battements du cœur, les odeurs rassurantes...
- Par ailleurs, le bercement favorise la qualité du sommeil et facilite l'endormissement car il rappelle au bébé des sensations bien connues et apaisantes. Même à l'âge adulte, il nous arrive d'apprécier une sieste dans un hamac, n'est-ce pas ?
- Dans vos bras, le bébé est proche de sa figure d'attachement et proche de sa source de nourriture physique et affective. Les bras de ses parents représentent sa nouvelle matrice, sa transition du dedans au dehors. Petit à petit, il va se familiariser avec le monde et les nouvelles sensations et parviendra de plus en plus à rester calme une fois déposé. Des milliers de bébés ont été portés à travers le monde et les époques et tous ont su dormir seuls après sans soucis. Plus un bébé se nourrit de cette sensation de sécurité et plus il sera en confiance pour se détacher par la suite.

LE BESOIN D'ÊTRE PORTÉ

Porter son bébé est un besoin essentiel et naturel. En tenant votre bébé dans les bras, vous apprenez à le connaître davantage, vous sentez et comprenez plus rapidement et facilement ses besoins, mais surtout, vous renforcez l'attachement qu'il vous porte.

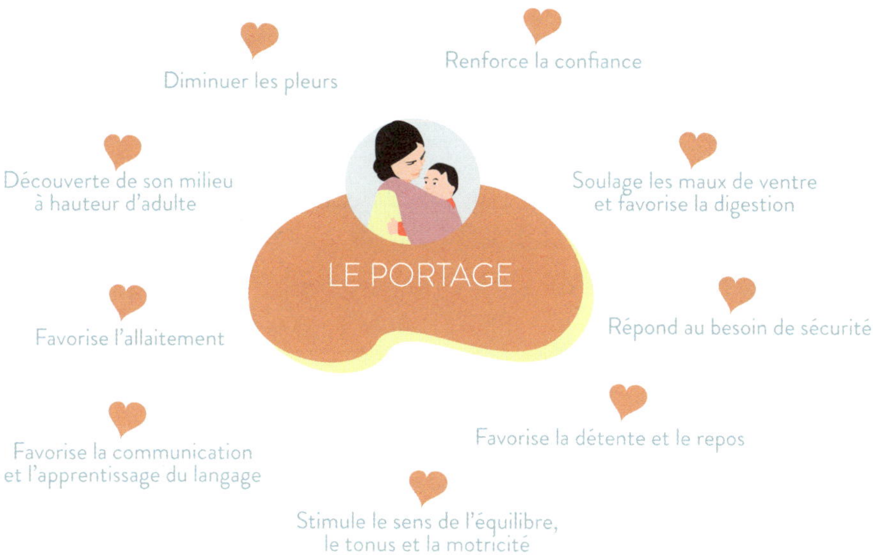
Diminuer les pleurs
Renforce la confiance
Découverte de son milieu à hauteur d'adulte
Soulage les maux de ventre et favorise la digestion
LE PORTAGE
Favorise l'allaitement
Répond au besoin de sécurité
Favorise la communication et l'apprentissage du langage
Favorise la détente et le repos
Stimule le sens de l'équilibre, le tonus et la motricité

Les cultures qui portent de façon quasi constante leur bébé, répondent aux besoins de ce dernier avant même qu'il n'ait besoin de pleurer, grâce au contact étroit entre l'adulte et le petit. Enfin, porter votre bébé lui permettra de libérer son énergie et ses émotions à travers des mouvements, ainsi que de découvrir le monde à hauteur d'adulte tout en se sentant protégé.

À la naissance, le bébé est hypotonique du tronc et hypertonique des membres, cela veut dire qu'il a peu de tonus au niveau axial (dos, nuque, tête) et à l'inverse beaucoup de tonus au niveau de ses membres (bras et jambes). Le corps d'un bébé est assez souple et malléable, ce qui permet de le manipuler aisément. Sa colonne vertébrale est en forme de C (autrement dit en crevette). Son dos se redressera progressivement tout au long de la première année. Les premières semaines, le bébé est, en quelque sorte, une petite boule toute recroquevillée (pensez à la position fœtale !).

Il se déplie progressivement petit à petit :

- **le 1er mois,** ses mouvements sont purement involontaires ;
- **au 2e mois,** il exprime son plaisir par des mouvements désorganisés de bras et de jambes. Il commence également à sourire en réponse à l'adulte ;
- **au 3e mois,** ses gestes deviennent plus précis (bien qu'encore désordonnés) et il s'entraîne à saisir les objets. Le bébé commence à redresser sa tête avec plus de force et parvient à suivre du regard ce qui l'intéresse.

Le portage à bras : petit mode d'emploi

Pour porter un bébé, il est essentiel de le maintenir au niveau de sa base, il ne doit pas être suspendu. C'est par son bassin que l'enfant peut ressentir sécurité et apaisement. Une base bien soutenue permet à tout le corps d'être bien porté. En le saisissant par un autre endroit (sous les bras par exemple) son corps s'étire, donne une impression de lourdeur, de pesanteur, et même d'être morcelé. Cela peut être douloureux en plus d'être désagréable. Il est préférable d'envelopper la cage thoracique de part et d'autre plutôt que de saisir un bébé sous les aisselles. Le fait de maintenir le bassin donne une impulsion qui invite l'enfant à être actif de son portage. Le nouveau-né ayant peu de tonus au niveau axial, nous devons ajouter un soutien de la tête ou de la nuque.

Pour poser ou soulever un bébé, on glisse une main derrière et l'autre sous l'enfant, de sorte que la tête et le bassin soient soutenus. La nuque du bébé doit reposer sur l'intérieur de notre poignet, et l'autre main se place sous son bassin. Ces deux appuis sont indispensables !

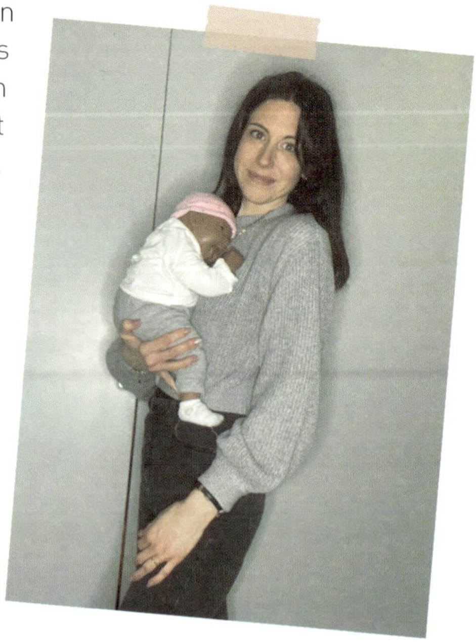

Lorsque la base est bien maintenue, l'ensemble du corps vient se positionner naturellement, appuyé contre le porteur. Une main doit néanmoins assurer la sécurité près de la tête, mais sans forcément la maintenir. En tenant votre bébé ainsi, vous le laissez se reposer sur vous et lui offrez un support naturel.

Aujourd'hui, de nombreux outils de portage permettent de porter de manière physiologique son bébé tout en se libérant les bras. Avant la naissance, vous pouvez participer à un atelier de portage physiologique.

Les règles de confort et de sécurité

1. Respect des consignes de physiologie (bébé à hauteur de bisous, en position regroupée, tête et corps dans le même axe, genoux plus hauts que les fesses, dos enroulé)
2. Voies respiratoires bien dégagées (tête de bébé tournée sur le côté)
3. Petites mains près du visage
4. Vêtements du bébé adaptés, légèrement vêtu, avec un petit bonnet ou un chapeau selon la météo.
5. Vêtements du porteur adaptés. Pensez que votre bébé sera en contact direct contre votre pull ou votre t-shirt. Attention aux matières qui grattent ou piquent et avec des strass, paillettes, perles, etc. qui peuvent représenter un risque d'étouffement.
6. Adapter son activité au portage. La natation, le vélo, l'équitation, le skate, les rollers, l'escalade sont des activités totalement déconseillées lorsqu'on porte un bébé.

D'autres activités se prêtent davantage lorsque vous portez votre bébé. Par exemple, vous pouvez danser avec votre bébé en portage, en veillant à ne pas provoquer de fortes secousses (on adapte les mouvements !). Allez-y sans modération, c'est bon pour tout le monde !

L'ALIMENTATION

En parlant d'allaitement et de ses bienfaits, je ne cherche pas à faire culpabiliser les mères qui n'allaitent pas. Là n'est absolument pas mon but, il s'agit ici d'exposer des faits scientifiques au sujet du lait maternel qui est une norme biologique et non d'opposer l'allaitement au biberon. Je pense qu'il est indispensable de respecter et de soutenir chaque parent quels que soient ses choix ou son histoire. Je vous encourage à faire le choix qui vous semble le plus juste pour vous et votre bébé. Votre histoire est unique, vos raisons d'allaiter ou non vous appartiennent et personne n'a le droit de juger cela.

L'allaitement, norme biologique

L'allaitement est bénéfique pour l'enfant et pour la mère. C'est un *alicament* (la contraction d'aliment et de médicament, autrement dit c'est un aliment bon pour la santé). Le lait maternel constitue une protection pour l'enfant contre de nombreuses maladies et, sur le long terme, il diminue les risques d'obésité et de diabète et favorise un bon développement cognitif. Le colostrum, qui est le premier lait, est particulièrement intéressant : très riche, c'est un concentré d'anticorps qui protège le bébé.

En plus de tous ces incroyables facteurs de protection pour la santé, l'allaitement maternel contribue à la satisfaction d'autres besoins : le besoin de succion pour le bébé, le besoin de contact et de proximité. C'est aussi un moyen d'échanges et de communication important entre la mère et l'enfant, notamment sur le plan sensoriel (l'odeur, la vue, le goût, le toucher sont stimulés durant une tétée).

La montée de lait survient en moyenne après 3 jours (mais cela peut être plus long, notamment si vous avez eu une césarienne). Les seins se gorgent de lait, augmentent de volume, se tendent et durcissent, ce qui peut provoquer un inconfort passager. N'hésitez pas à faire téter davantage votre tout-petit, afin de drainer les seins et soulager la tension.

Pour une tétée efficace et sans douleurs

ASTUCE

Appliquez un linge chaud sur votre poitrine ou prenez une douche bien chaude et combinez cela à un massage de la poitrine ou idéalement une expression manuelle de votre lait, cela vous soulagera instantanément.

INCORRECT

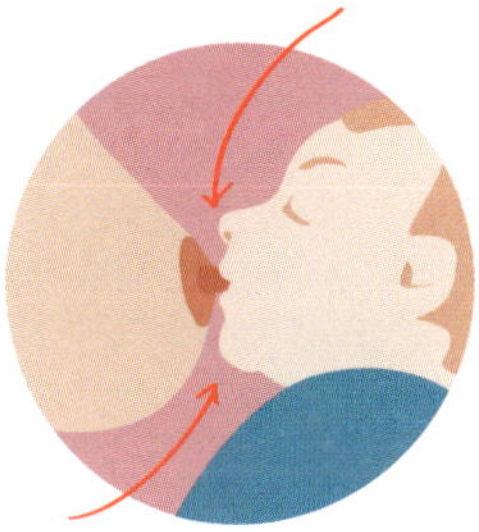

Nez éloigné du sein,
petite ouverture de la bouche
Menton éloigné du sein.

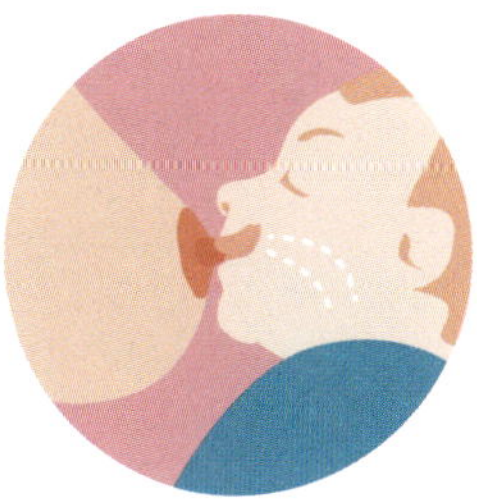

Le mamelon ne va pas assez profondément dans la bouche.
Il est déformé, écrasé ou frotté contre le palais dur.

CORRECT

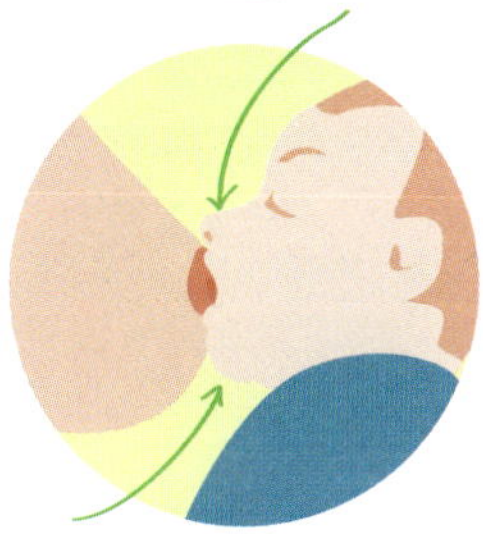

Bouche grande ouverte
Menton enfoncé dans le sein

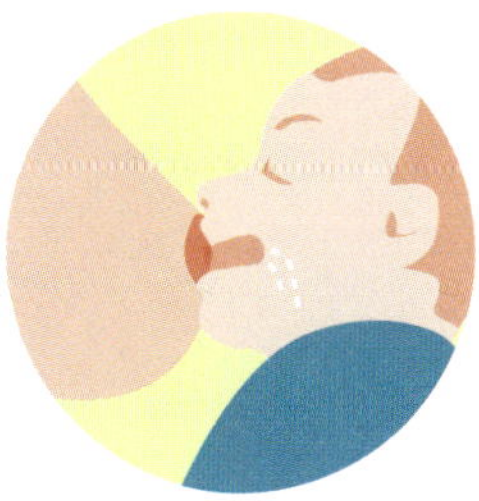

Le mamelon et l'aréole entière sont en bouche.
Le mamelon est aspiré et bien au fond.

Le *Biological Nurturing* (ou allaitement instinctif), est une position d'allaitement naturel qui est idéale pour commencer à allaiter : la mère est semi-allongée et se laisse guider par son propre ressenti, sans technique particulière.

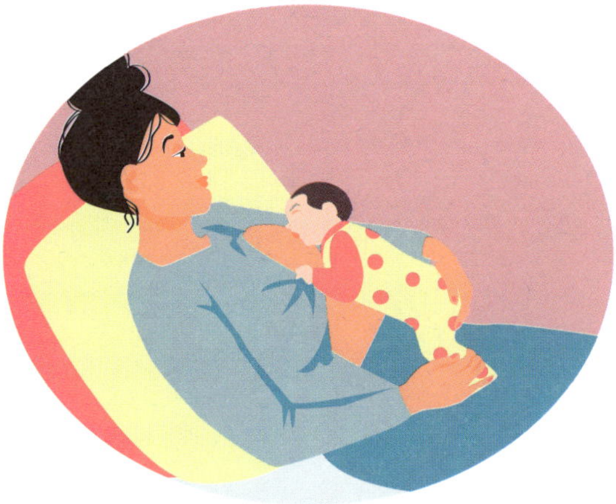

Dès les premiers signes d'éveil, proposez le sein à votre bébé sans attendre qu'il pleure ! « *Open bar* » à volonté (le lait maternel se digère très vite). Les premiers mois, il prendra le sein 8 à 12 fois par jour, jour ET nuit ! Voici d'autres positions possibles pour allaiter votre bébé :

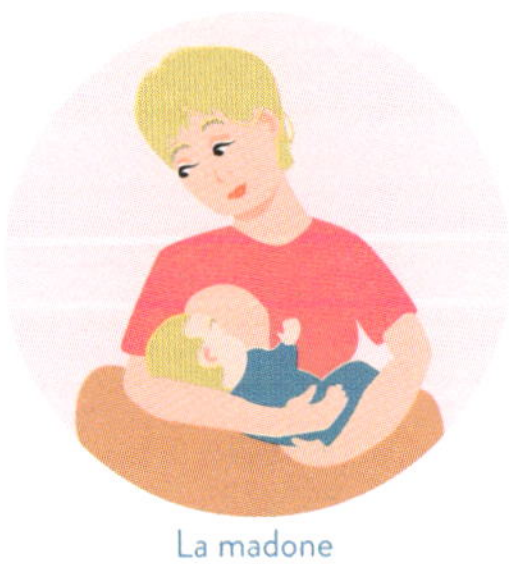

La madone

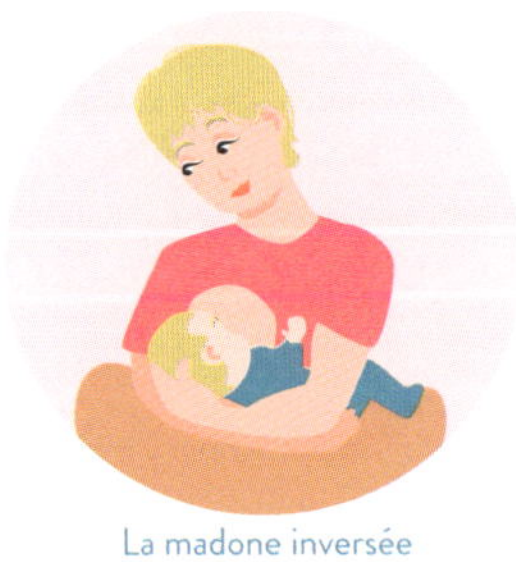

La madone inversée

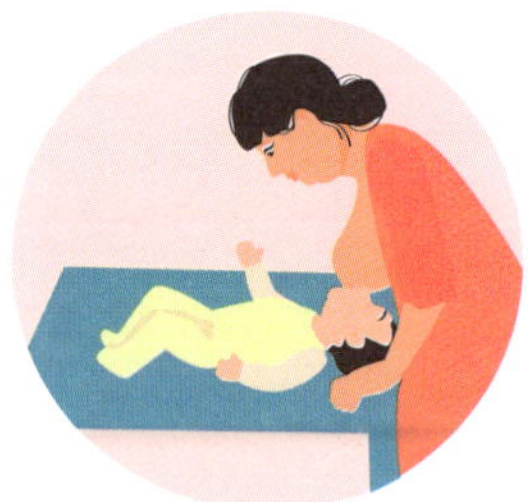

La louve

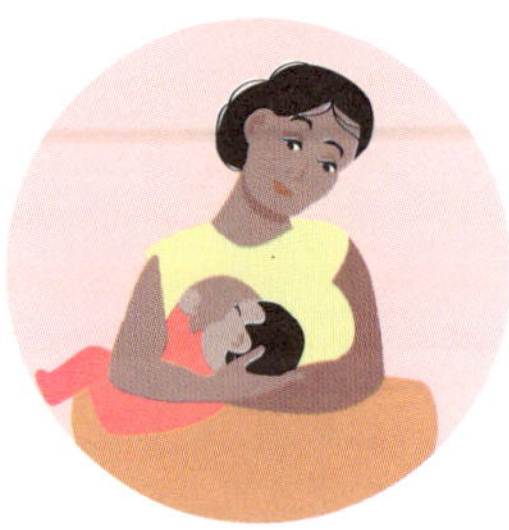

Le ballon de rugby

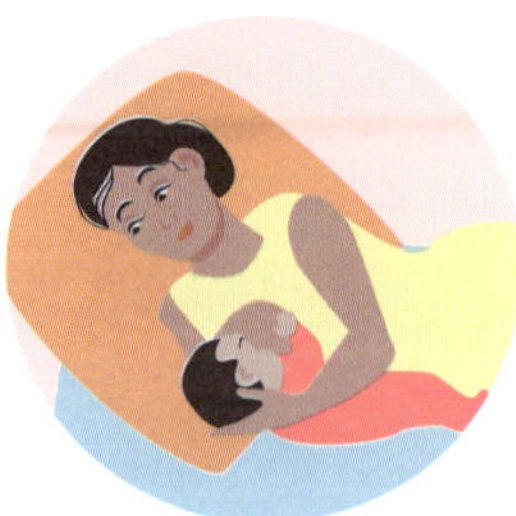

Allongée sur le coté

ATTENTION

Allaiter ne devrait pas être douloureux. Si c'est le cas, vous pouvez résoudre ce problème avec l'aide d'un(e) professionnel(le) expert(e) de l'allaitement. La plupart du temps, il s'agit d'un simple problème de positionnement, mais vous pouvez également rencontrer d'autres types de difficultés plus complexes pour lesquelles, bien souvent et fort heureusement, il existe des solutions.

Les premiers signes de faim

En observant attentivement votre bébé, vous apprendrez à détecter les signes de faim qui sont résumés ci-dessous.

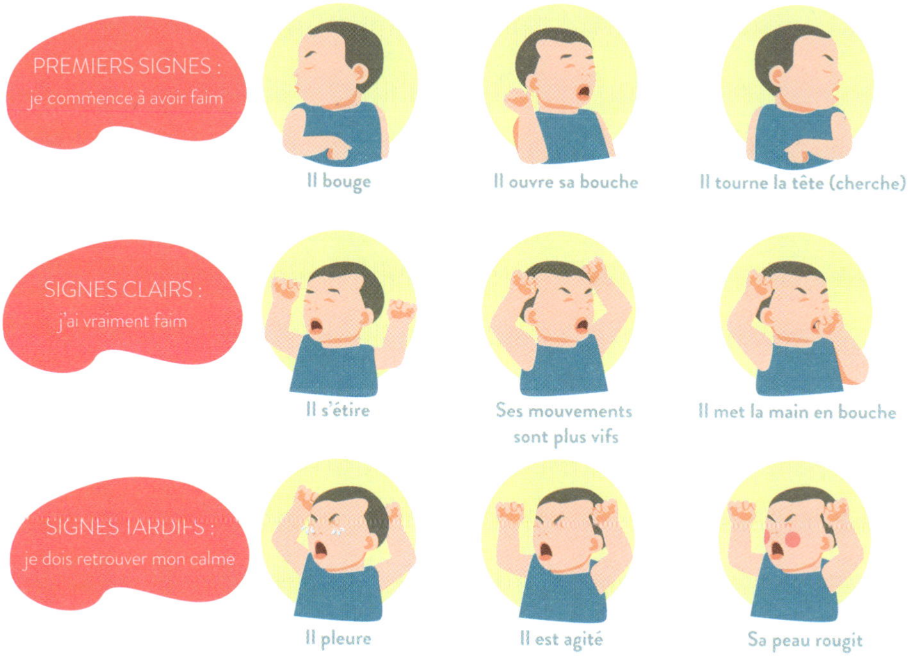
PREMIERS SIGNES :
je commence à avoir faim
Il bouge
Il ouvre sa bouche
Il tourne la tête (cherche)
SIGNES CLAIRS :
j'ai vraiment faim
Il s'étire
Ses mouvements sont plus vifs
Il met la main en bouche
SIGNES TARDIFS :
je dois retrouver mon calme
Il pleure
Il est agité
Sa peau rougit

Apaiser et consoler votre bébé
Parlez-lui, mettez-le en peau à peau, bercez-le, cajolez-le

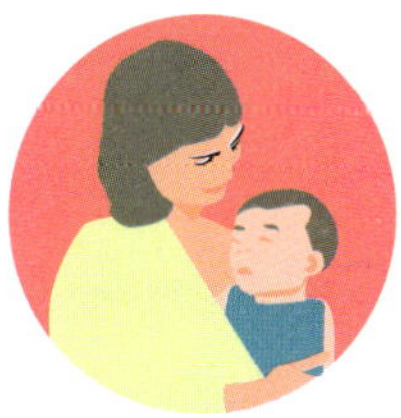

L'allaitement mixte

Certaines mères font le choix d'allaiter au sein tout en donnant aussi des biberons : on parle d'allaitement mixte. Cette pratique peut réduire la durée d'allaitement, voire parfois l'interrompre. ce qui peut mener vers ce qu'on appelle un sevrage induit. En effet, l'introduction d'un biberon diminue les stimulations au sein en supprimant des tétées et fait donc diminuer la production de lait.

Voyez comment cela évolue et soyez à l'écoute de vos capacités, vos envies et des besoins de votre petit. Certains parents choisissent l'allaitement mixte à partir de la reprise du travail, mais il est aussi possible de poursuivre un allaitement exclusif en tirant votre lait et en l'offrant à bébé sur son lieu de garde, au biberon, au verre...

Le tire-allaitement

Certaines mamans ayant rencontré des difficultés d'allaitement importantes, ou ne souhaitant pas le contact du bébé sur leur sein, optent pour un tire-allaitement. Il s'agit d'effectuer des tirages réguliers, de stocker le lait dans un contenant pour nourrir le bébé avec.

Ce mode d'alimentation est assez contraignant et fatigant pour la maman. Sur le long terme, le tire-allaitement nécessite une sacrée organisation, une grande volonté et un matériel optimal (tire-lait double pompage électrique, avec une taille de téterelle adaptée). Cependant, tirer son lait au moment de la reprise du travail est un excellent moyen de poursuivre l'allaitement une fois que celui-ci est bien lancé, tout en gardant les tétées à volonté à la maison. De nombreuses mamans le font.

Et si l'allaitement n'est pas envisageable ?

Il existe fort heureusement du lait infantile qui vous permettra d'alimenter votre tout-petit. Vous pouvez vous documenter pendant la grossesse sur les différents laits existants sur le marché, mais aussi sur les différents biberons. L'idéal est de trouver ce qui conviendra le mieux à votre bébé.

Quelle quantité ?

L'estomac d'un nouveau-né n'est pas très gros, une à deux cuillères à café de lait par repas lui suffisent le premier jour de vie.

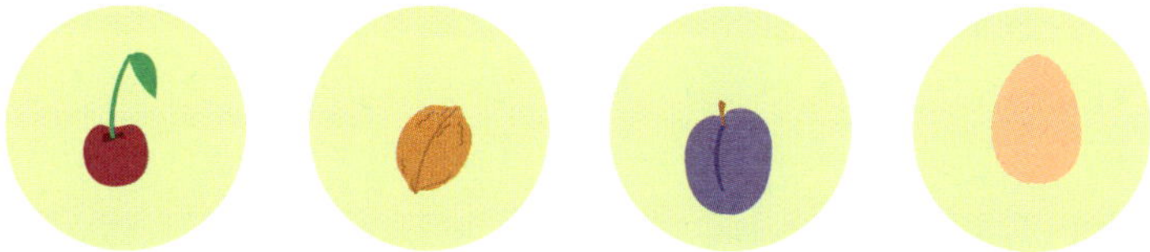

1 jour	3 jour	1 semaine	1 mois
5 à 7 ml	22 à 27 ml	45 à 60 ml	90 à 150 ml

Un bébé allaité au sein saura prendre la quantité qui lui convient. Au biberon, le débit peut être si intense que l'enfant se remplit plus que nécessaire. Malheureusement, cela peut entraîner quelques désagréments digestifs (douleurs, reflux, coliques...).

Pour les bébés nourris au lait infantile, on peut prendre comme repère la règle d'Appert : on divise le poids de l'enfant (en grammes) par 10, puis on y ajoute 250 ml. Cela nous donne la quantité de lait à consommer par jour. Exemple : **pour un bébé de 5 kg** : 5 000/10 = 500 + 250, ce qui donne une quantité de **750 ml de lait** à répartir sur la journée.

Bien entendu, il s'agit ici d'indicateurs car l'appétit d'un bébé varie. Il est donc important de savoir s'adapter et rester attentive à ses besoins en l'observant. Il est parfois préférable de privilégier de petites quantités plus régulières (de plus petits biberons, mais répartis en plus de prises journalières) que de grosses quantités très espacées si votre bébé a du mal à finir ses biberons, ou vous semble avoir des difficultés à digérer.

Les apports en lait sont à leur maximum vers 6 mois, puis diminuent progressivement au moment de la diversification. Le lait est par ailleurs l'alimentation principale du bébé durant 12 à 18 mois.

Vous pouvez regardez mes explications et mon tuto ici.

Donner un biberon

Nous avons tous en tête l'image d'une mère tenant son bébé allongé au creux de ses bras pour le nourrir au biberon. Cependant, dans une telle position, le débit du biberon est bien souvent trop rapide et l'enfant n'a même pas besoin de faire des mouvements de succion. Il se contente d'avaler très rapidement, au point d'avoir du mal à coordonner sa respiration avec sa déglutition. L'estomac se remplit trop vite, entraînant de l'inconfort, une digestion difficile et des reflux.

En donnant le biberon à l'horizontale, le bébé sera un peu plus actif. Il lui sera aussi plus simple de coordonner sa respiration et sa succion.

Le besoin de succion

Nous l'avons vu, la succion est un réflexe biologique du nouveau-né. Jusqu'à 6 mois, c'est un besoin inné. Après 6 mois, la succion répond à un besoin spécifique volontaire (manger, boire, se rassurer, s'endormir...)

Cela lui permet de s'alimenter, mais pas que !

- La succion sert **d'anti-douleur et apaise** car en tétant, le bébé libère des endorphines.

- C'est aussi un formidable moyen de **créer des liens d'attachement.** C'est pourquoi, un bébé allaité aura tendance à réclamer le sein pour des tétées « câlins ». Dans ces moments-là, le bébé « tétouille » sans manger. C'est souvent le cas en fin de tétée, entre la fin du repas et l'endormissement. L'enfant ralentit son rythme de succion et finit par s'endormir au sein (vous comprenez mieux pourquoi il est normal de s'endormir au sein !). Cependant, veillez à ne pas laisser votre bébé dormir avec le sein en bouche, ôtez-lui dès qu'il tombe dans les bras de Morphée.

Dois-je donner une tétine à mon bébé ?

- La tétine est un outil très utile pour certains bébés, parfois indispensable, cependant elle n'est pas à utiliser de façon systématique ou pour tous les bébés. Elle est avant tout un substitut du sein maternel pour combler le besoin de succion comme réconfort. C'est à vous de déterminer si vous souhaitez la proposer à votre bébé ou non et à partir de quel âge.

- Certains bébés prennent leur pouce, soit parce qu'ils n'ont jamais aimé la tétine, soit parce qu'ils n'en n'ont jamais eu, mais ont trouvé un autre moyen de satisfaire leur besoin. À la différence de la tétine, le pouce est à leur disposition H24 (ce qui peut être à la fois un avantage et un inconvénient) : c'est l'enfant qui gère et régule sa succion, sans dépendre d'un objet ni de ses parents.

- La tétine comporte quelques inconvénients ; c'est pourquoi elle nécessite une vigilance particulière sur les possibles effets secondaires : créer ou masquer des difficultés d'allaitement, éloigner les parents de leur bébé, hygiène et sécurité, etc.

- Trouver la bonne taille et forme : commencez par une tétine symétrique, et si cela ne convient pas, essayez la forme dite physiologique et enfin celle à bout arrondi.

Les pics de croissance

Ce sont des périodes où le bébé modifie son rythme et son comportement car il traverse une étape lui permettant d'évoluer.

Comment reconnaître un pic de croissance ?

- **Votre bébé réclame davantage le sein.**
- **Il a un besoin plus intense de contact.**
- **Il est plus grognon, agité et irritable que d'habitude.**
- **Son rythme et sa durée de sommeil sont différents.**
- **Il peut donner l'impression de n'être jamais rassasié.**

Ces pics varient en intensité et en durée, mais ne durent généralement que 3 à 4 jours. Exceptionnellement ils peuvent s'étendre jusqu'à une semaine. Ils se manifestent plus ou moins aux mêmes périodes : à 3 et 10 jours de vie, puis à 3 semaines, 6 semaines, vers 9-10 semaines puis 3, 6, 9 et 12 mois. On parle de la règle des 3-6-9.

Comment aborder ces étapes ?

- Rappelez-vous que c'est normal et temporaire.
- Rester confiante. Ne doutez pas de votre production de lait si vous allaitez, votre bébé n'est pas affamé de lait en tant que nourriture physique, mais bien du sein en tant que nourriture affective.

LE BESOIN DE DORMIR

Le sommeil est un besoin vital pour tout être humain. Dormir ne s'apprend pas : in utéro, le fœtus passe déjà la plupart de son temps à dormir. À la naissance, jusqu'à environ 2 mois, le nouveau-né dort 16 à 20 heures par jour. La durée et la structure du sommeil évoluent tout au long de la croissance et même de la vie d'ailleurs.

Votre bébé n'a pas le même sommeil que le vôtre. La première nuit après la naissance sera probablement très calme, car votre bébé a besoin de récupérer après la grande épreuve de la naissance qu'il vient de vivre. La troisième nuit que l'on appelle « nuit de java » est une nuit plus agitée, le bébé pleure davantage, il semble avoir du mal à s'apaiser et à trouver le sommeil. Des émotions importantes en lien avec son arrivée sur Terre se jouent à ce moment. C'est aussi le premier pic de croissance, et pour vous, la montée de lait et la chute des hormones (pouvant provoquer un petit *baby blues*). Ce cap n'est pas facile à franchir, mais en étant bien entourée et informée, vous pourrez être confiante et rassurée sur le fait que c'est une étape passagère normale.

L'apparition du rythme circadien survient entre 2 et 6 mois. Le sommeil se consolide après 6 mois, les réveils nocturnes deviennent plus courts et plus rares pour disparaître progressivement. Se réveiller la nuit est tout à fait normal pour les bébés : les deux premiers mois, un cycle de sommeil est de 50 minutes et il s'allonge à 70 minutes entre 3 mois et 3 ans. Entre chaque cycle, votre bébé peut se réveiller pour chercher à se rassurer, trouver votre présence, téter pour manger ou simplement pour se rendormir. Il a besoin de retrouver la complétude qu'il avait dans le ventre maternel pour pouvoir se laisser aller au sommeil. Les réveils sont donc absolument physiologiques.

Il existe énormément de croyances au sujet du sommeil des bébés. Les adultes ont très souvent des attentes irréalistes, s'imaginant qu'un bébé dort toute une nuit sans se réveiller. Un bébé qui se réveille est souvent perçu comme un bébé ayant de mauvaises habitudes ou ayant faim. Les rythmes et obligations de la vie moderne, difficilement compatibles avec les rythmes d'un bébé, obligent les parents à vouloir préserver leur sommeil. Nous avons vu émerger toutes sortes de méthodes d'endormissement ou de « dressage » au sommeil ces dernières décennies. Ces méthodes consistent souvent à laisser pleurer le bébé jusqu'à ce qu'il s'endorme d'épuisement et de désespoir, ou à le priver de contact humain pour le conditionner à s'endormir seul.

Bien souvent, ces méthodes sont radicales et entraînent des mécanismes de défense chez le tout-petit. Un bébé qui s'endort d'épuisement après avoir pleuré de longues minutes ou de longues heures, comprendra la fois suivante que pleurer ne fera que l'épuiser, qu'aucun adulte ne répondra à ses demandes. Il se sentira abandonné et donc en insécurité et préférera se réfugier dans le sommeil pour économiser ses forces vitales plutôt que s'épuiser à demander une aide qu'il n'aura jamais.

Ces méthodes fonctionnent rapidement et efficacement en apparence, car le bébé pleure de moins en moins au moment de l'endormissement et dort de plus en plus, mais peuvent être une énorme source de stress et d'angoisse pour lui. Le sommeil ne s'apprend pas, c'est une acquisition naturelle qui évolue. Au même titre que nous ne pourrions pas forcer un enfant qui n'est pas prêt à marcher, nous ne pouvons pas forcer un enfant qui n'est pas prêt à dormir douze heures de façon ininterrompue.

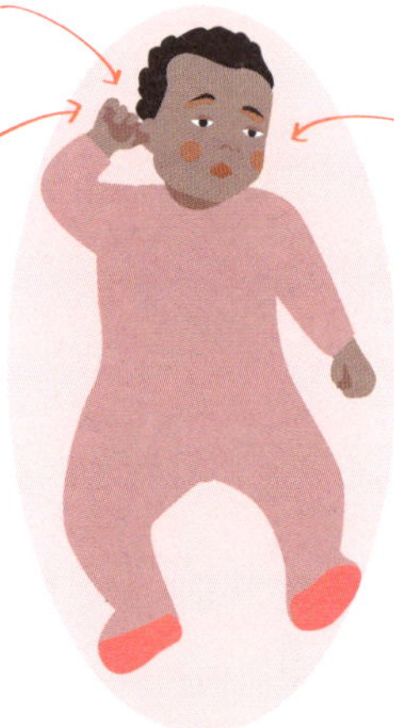
JE SUIS FATIGUÉ
Le regard est fixe
Il tire sur ses oreilles
Le visage rougit (notamment au niveau des sourcils)
Il ne réagit plus aux stimulations

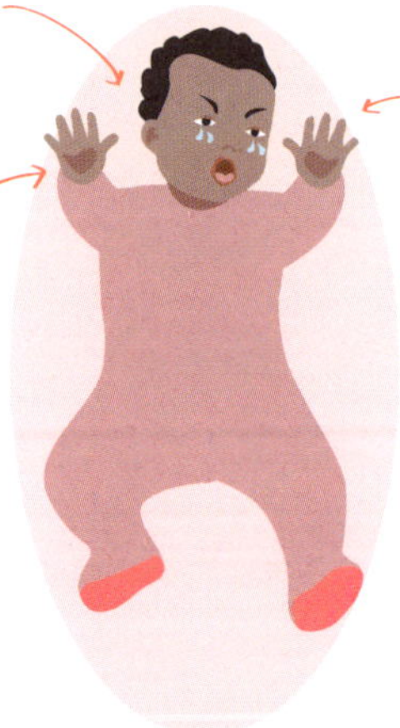
J'AI BESOIN D'UNE SIESTE
Il pleure
Il demande vos bras
Il baille
Il est grognon et agité
Il se frotte le visage et/ou les yeux

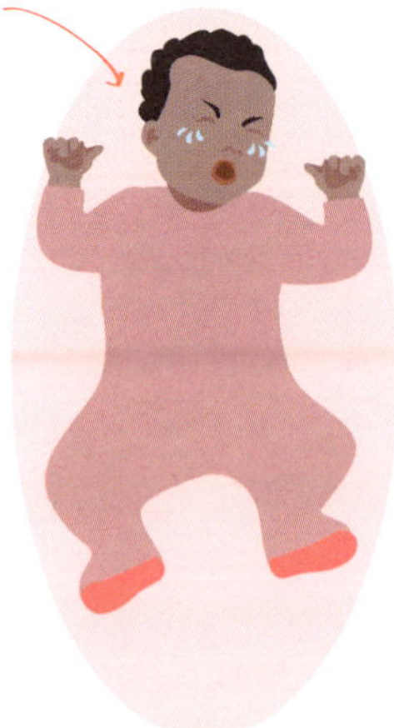
SIGNES DE SURFATIGUE
Il pleure et crie
Il bouge beaucoup
Il est difficile à calmer
Son corps est tendu

Accompagner son bébé au sommeil

Pour s'endormir, plusieurs conditions doivent être réunies afin d'accéder au lâcher-prise et secréter les hormones nécessaires au sommeil.

- **Se sentir en sécurité**
- **Avoir chaud**
- **Être dans une position confortable qui permette le relâchement musculaire**
- **Avoir sommeil**
- **Ne pas être gêné (par un bruit désagréable, une lumière vive, etc.)**

Vous remarquerez probablement très rapidement que votre bébé aime s'endormir en étant porté, bercé, en poussette, en voiture ou en tétant le sein. Dans ces cas-là, il retrouve des sensations agréables et connues de sa vie utérine qui lui permettent un relâchement. Il sécrète naturellement des hormones de bien-être et se laisse aller au sommeil. Il ne s'agit pas de mauvaises habitudes ! Au contraire, ce sont des conditions favorables naturelles à l'endormissement. Même si un bébé dort de façon continue à un moment donné, rien n'est acquis, notamment la première année : les poussées dentaires, les grandes acquisitions, maladies, changements... viendront modifier le sommeil du tout-petit.

Avant 3 ans, les réveils nocturnes font partie du développement de l'enfant. Et même si le bébé se réveille la nuit, son temps de sommeil est de qualité. Certains bébés dorment plus que d'autres, tout comme les adultes, il est inutile de les comparer. De nombreux paramètres individuels et externes influencent les besoins et la qualité du sommeil.

Le sommeil partagé

Le cododo est la norme biologique, cette pratique était universelle auparavant afin de garantir la survie de l'espèce humaine. De nos jours, les conditions de vie ont bien évolué, l'apparition des outils de puériculture et la mode d'un maternage distant ont modifié les habitudes de sommeil en privilégiant la sécurité physique plutôt qu'affective, et les besoins des adultes et de la société avant ceux du nourrisson. Cependant, si les pratiques ont changé, les besoins du bébé, eux sont identiques. Il y a donc un décalage entre l'environnement et le maternage que nous offrons à ce bébé, et ses réels besoins.

Partager votre sommeil avec celui du bébé permet de satisfaire les besoins de chacun : cela comble le besoin de proximité si important pour le bébé, tout en permettant un meilleur sommeil aux parents.

ATTENTION

Le cododo permet au bébé de dormir à côté de ses parents, mais pas dans le même lit ! Afin que tout le monde dorme ensemble, de la façon la plus sécurisée possible, il existe aujourd'hui des lits cododo qui permettent au bébé d'avoir son espace de couchage accolé à celui des parents.

En cododo, le bébé régule mieux sa respiration, sa fréquence respiratoire et ses besoins nutritifs. Par ailleurs, il est associé à un taux d'allaitement nettement supérieur ainsi qu'à une diminution du risque de mort subite pour les bébés allaités.

L'OMS recommande de faire dormir le bébé dans la chambre parentale les 6 premiers mois. Pour pratiquer le cododo, pensez à respecter quelques règles de sécurité qui sont tout autant valables si le bébé dort seul.

- Le bébé est né à terme et en bonne santé (pour les bébés prématurés, quelques ajustements seront nécessaires).
- Les parents ont un état de conscience non altéré (pas de drogue, d'alcool, de médicaments).
- Pas de fumée à proximité.
- La pièce doit être régulièrement aérée.
- La température est adaptée (aux alentours de 18°C, ne pas surchauffer en hiver). Le bébé doit être vêtu de façon adaptée à la température, dans une turbulette ou gigoteuse s'il dort seul dans un lit.
- **Le bébé dort sur le dos.** Ne mettez pas votre bébé sur le ventre ou le côté.

- Le couchage est sécurisé : sans couverture, tour de lit, couette, ni oreiller à proximité du visage de bébé.
- Le matelas est ferme et porte la mention « Conforme aux exigences de sécurité ».
- Il n'y a pas de risque de chute pour le bébé.
- Il n'y a pas d'attache-tétine, de collier ni de bavoir autour du cou du bébé.

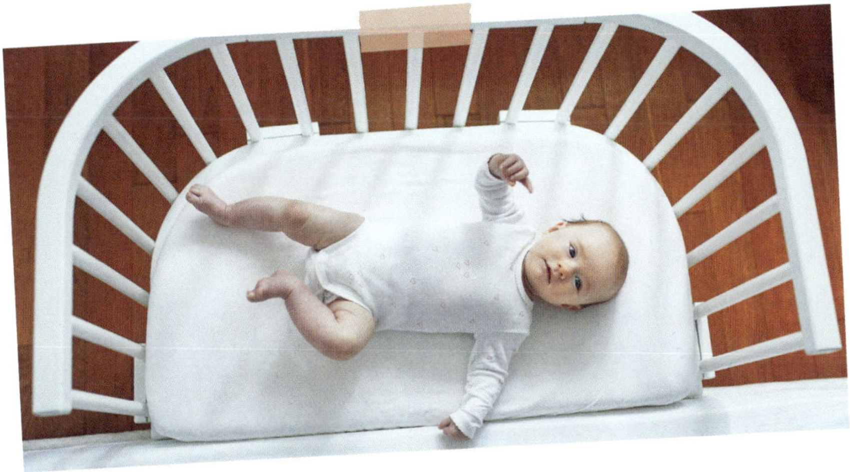

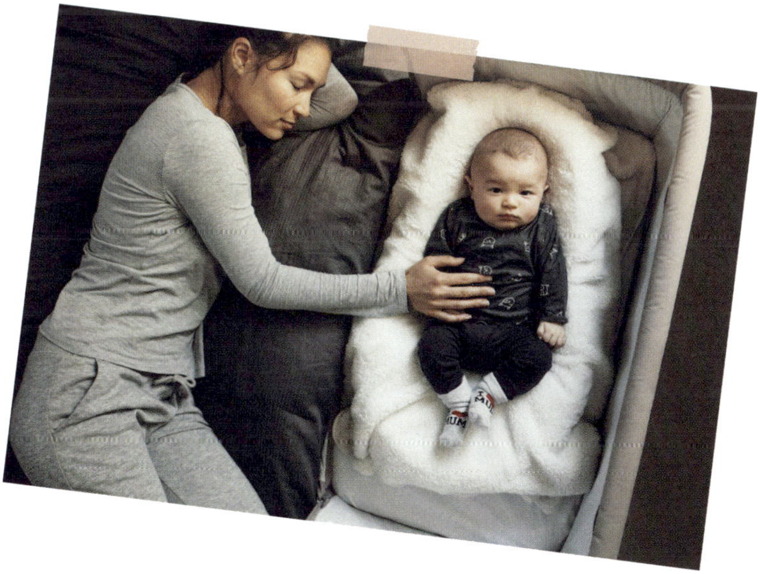

LE BESOIN DE COMMUNIQUER

Pleurer est le seul moyen de communication dont dispose un bébé pour se faire entendre. C'est aussi l'ultime moyen, et le plus efficace, de faire comprendre une gêne ou une douleur. Cependant, avant d'en arriver aux pleurs, il existe un autre mode de communication tout aussi important : il s'agit de la communication non verbale. Un bébé communique aussi avec son corps, son visage, la façon dont il se tourne, la position de son corps, la détente ou au contraire la crispation. Tous ces signes d'émotions peuvent nous en dire beaucoup sur ce qu'il ressent.

Pourquoi un bébé pleure ?

Lorsqu'un bébé a un besoin particulier, il le communique tout d'abord par des messages corporels (agitation, grimaces...). Prenons par exemple les petits signes de faim que nous avons vus précédemment ou encore les signes de sommeil. Le bébé tire la langue ou tourne la tête pour signaler sa faim, il baille pour exprimer sa fatigue... Dans ces situations, soit l'adulte repère et identifie ces signes, et répond au besoin, soit il passe à côté, l'enfant s'impatiente (le besoin grandit) et les pleurs prennent la relève afin d'obtenir satisfaction. Pas de panique, si au début, vous ne parvenez pas facilement à comprendre la communication non verbale de votre tout-petit, c'est normal ! Vous devez apprendre à le connaître en l'observant.

Les pleurs sont un signal de détresse qui manifeste l'urgence d'un besoin organique (faim, soif, froid, sommeil, couche sale...). Généralement, une fois le besoin identifié et satisfait, ils cessent. Ils peuvent aussi être l'expression d'une douleur physique ou d'une émotion.

Certains parents, désemparés tenteront en vain de cumuler différentes façons d'apaiser le bébé, marcher, le bercer, chanter, donner une tétine... Cependant, à vouloir trop calmer notre enfant, nous pouvons obtenir l'effet inverse. Ces pleurs étant en quelque sorte des décharges émotionnelles, le fait d'ajouter une surstimulation pour tenter de les apaiser pourrait simplement les prolonger ou les amplifier. La meilleure des attitudes face aux pleurs du soir est dans un premier temps de les anticiper en portant davantage son bébé (dans les bras, ou en moyen de portage) en journée, afin qu'il évacue un maximum ses tensions émotionnelles par le mouvement et remplisse son réservoir de sécurité affective.

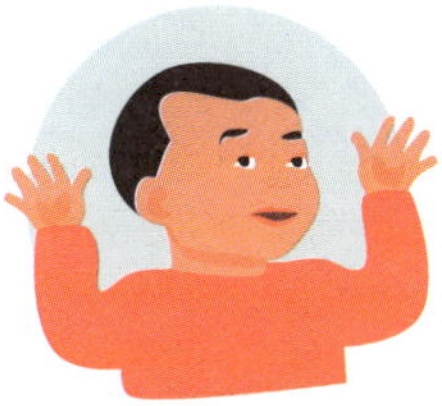

Je souris :
je suis heureux(se)/
comblé(e).

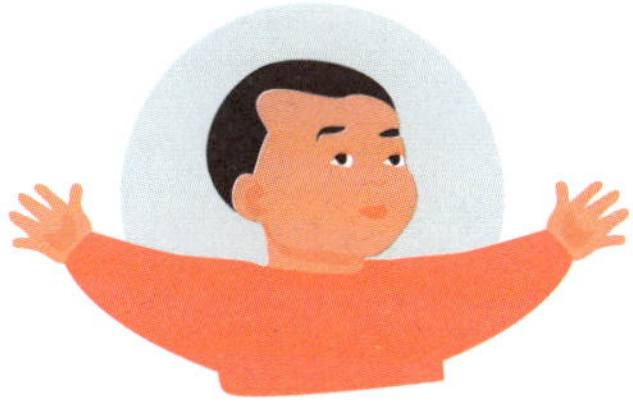

**Je relâche mes bras
et ouvre mes poings ;
tout mon corps est détendu :**
je suis apaisé(e), je me sens bien.

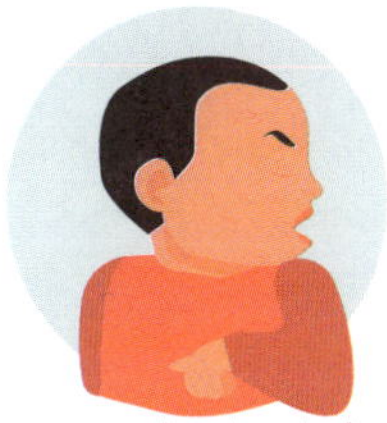

**Je tourne la tête à droite
et à gauche :**
je cherche maman,
je veux téter.

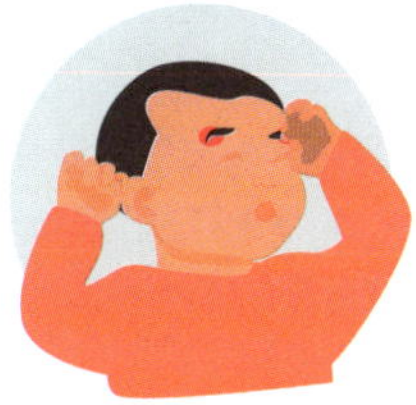

**Je me frotte les yeux,
les oreilles ; je baille ;
le contour de mes sourcils rougit :**
je suis fatigué(e).

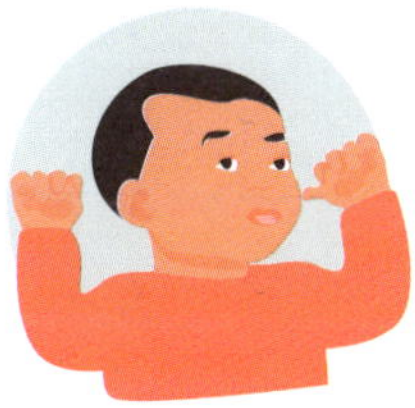

**Je sors la langue,
je cherche mon pouce à téter :**
j'ai faim,
j'ai besoin de sucer pour m'apaiser.

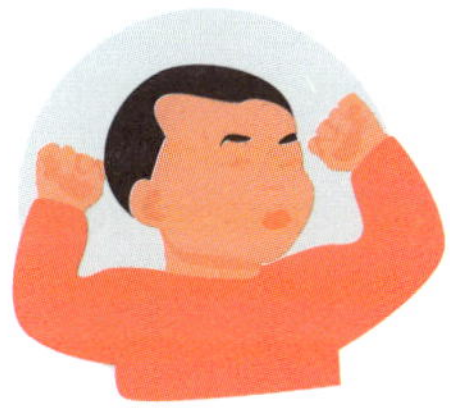

**Mes bras sont très crispés,
mes poings restent fermés :**
je suis préoccupé(e), j'ai faim,
j'ai peur ou je suis stressé(e).

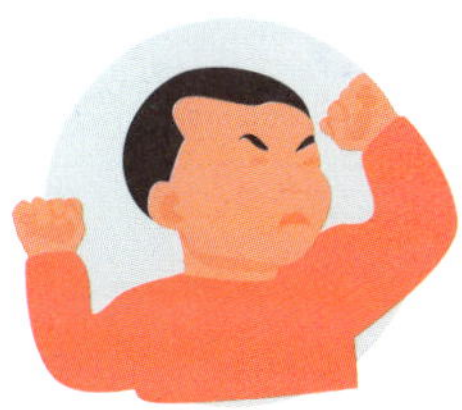

**Je suis agité(e), je remue,
je me griffe le visage :**
j'ai un besoin urgent
(faim, couche à changer, sommeil, câlin..).

Masser son bébé

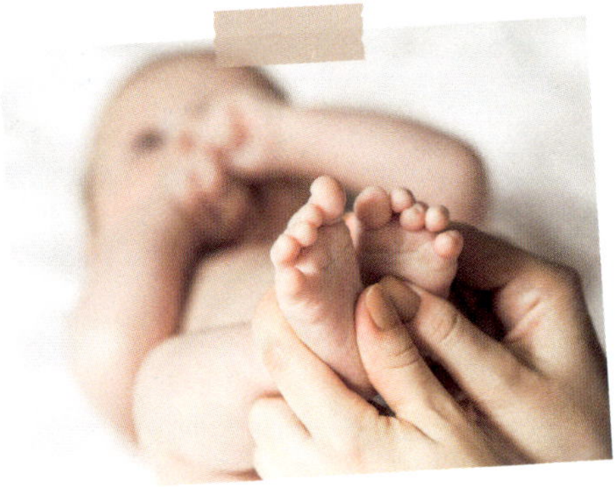

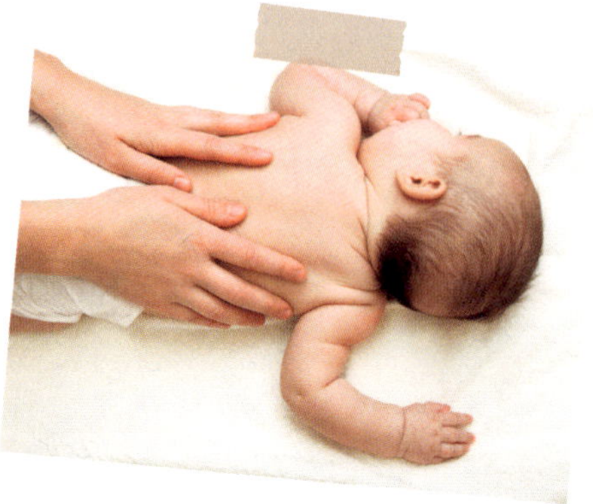

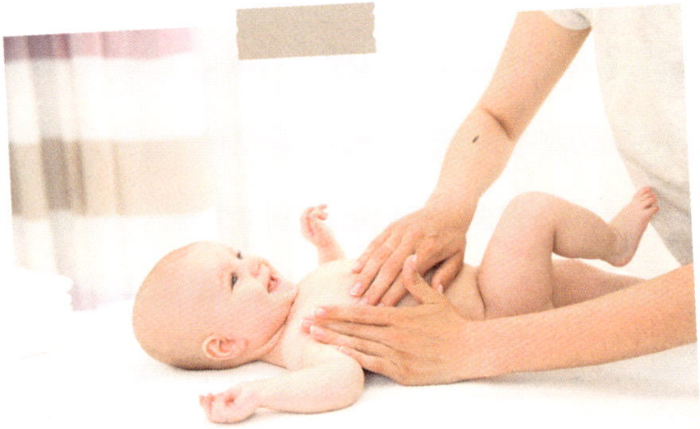

Le toucher est une forme de communication entre le bébé et l'adulte. À travers le contact et le peau-à-peau, nous pouvons communiquer de nombreuses informations, tisser des liens forts et surtout profiter des bienfaits des massages.

Le massage détend, tonifie, stimule, éveille, apaise, et surtout, il s'agit d'une véritable nourriture affective. Ces bienfaits s'appliquent autant au bébé massé qu'aux parents qui massent.

• Le bon moment

Pour masser votre bébé, le plus important est de trouver le moment opportun, de préférence lorsqu'il est calme, éveillé et détendu. Pour profiter pleinement du moment, votre bébé ne doit pas être dérangé par un autre besoin comme manger ou dormir. Repérer les moments propices à une séance de massage avec son bébé est donc INDISPENSABLE.

• Le bon endroit

Choisissez un endroit calme où vous ne serez pas dérangés : un endroit agréable, confortable et chaud qui est familier à votre bébé et où vous vous sentez tous les deux à l'aise. Si cela est possible, baissez l'intensité des lumières et choisissez une musique douce et relaxante, pour profiter de l'instant présent.

Vous pouvez également pratiquer le yoga bébé en douceur en regardant cette vidéo.

• Le choix de l'huile

Le choix de l'huile est aussi important. Privilégiez une huile naturelle, idéalement comestible, car elle sera parfaitement adaptée à la peau et la sensibilité de votre bébé. Parmi les produits adaptés, vous avez :

- **l'huile de coco ;**
- **l'huile de calendula ;**
- **le beurre de karité (ou huile de karité) ;**
- **un mélange à 80 % d'huile de tournesol et 20 % d'huile de colza bio pour une huile sèche, naturelle, comestible et sans danger.**

• Instaurez un rituel

Avant de commencer à masser, prévenez votre petit et demandez-lui son accord. Faites chauffer l'huile de massage en frottant vos deux mains l'une contre l'autre, face au visage de bébé, tout en lui parlant d'une voix douce et en lui expliquant ce que vous allez faire. Prenez contact délicatement avec la partie que vous allez masser, respirez profondément et détendez-vous. Réalisez cette routine avant chaque massage !

Vous pouvez également regarder comment faire le massage I Love You en vidéo.

Mon bébé souffre de coliques, comment le soulager ?

Les coliques et les pleurs excessifs ont la même définition : ce sont des pleurs répétés au moins 3 fois par semaine, pendant au moins 3 heures, sur une durée de plus de 3 semaines qui surviennent avant l'âge de 3 mois. Pour soulager les coliques, vous pouvez porter votre bébé en position physiologique (le plus possible), cela fait des merveilles. Attention toutefois, si votre bébé se tend en arrière et refuse la position physiologique, il est possible qu'il souffre de reflux lui provoquant d'intenses douleurs. Vous pouvez également lui faire des petits massages lorsqu'il est calme, mais attendez au moins 30 minutes après le repas. Profitez des moments où vous changez sa couche pour lui réaliser un petit massage du ventre, notamment avec le massage *I Love yoU* qui est parfait pour les maux de ventre de bébé.

I
descendez sur le côté gauche du ventre de bébé.

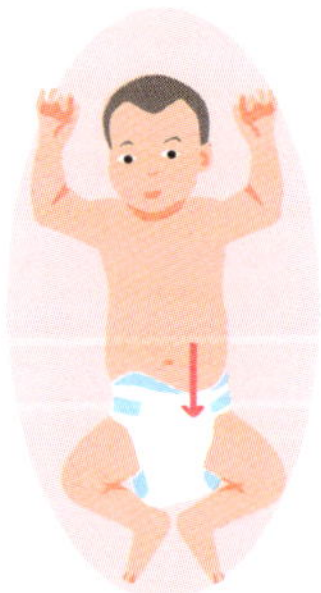

yoU
faites un « U » à l'envers. Remontez sur le côté droit, passez au-dessus du nombril et descendez à gauche.

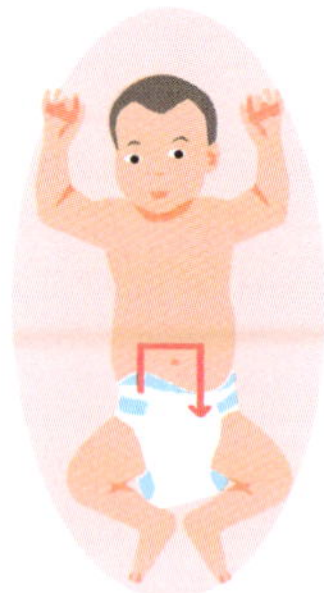

Love
faites un « L » à l'envers, en haut du nombril de droite à gauche (sur bébé) et sur le côté gauche vers le bas.

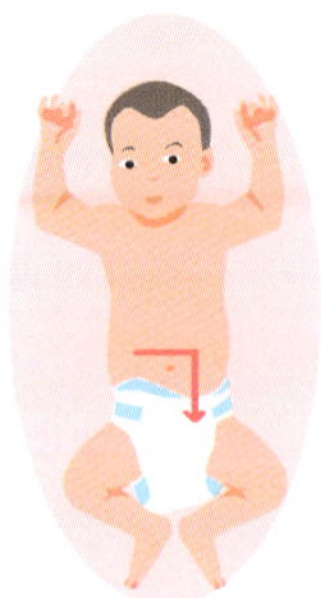

5
La construction d'une famille

L'arrivée d'un bébé, bien qu'elle soit une source de bonheur modifie tout l'équilibre d'une famille ou d'un couple. Il faut faire connaissance avec ce petit humain, ses besoins, ses rythmes et son tempérament. Mais au-delà de cette découverte, c'est toute l'organisation du quotidien qui va devoir s'adapter en fonction de ce petit être.

RESTER UNIS

Pour le couple, le défi est avant tout de maintenir un lien d'intimité, tout en formant une équipe solide et unie autour du bébé. La fatigue, le stress ou les désaccords en matière d'éducation peuvent devenir des sources d'éloignement. Cependant, plus vous aurez communiqué en amont sur vos valeurs éducatives et vos souhaits et plus il sera facile de vous accorder ensemble. Et puis, il y a ce bébé qui prend du temps, de l'énergie et de la place, il n'est pas évident de se retrouver en tant que couple amoureux quand toute l'attention et l'énergie lui sont dévouées.

Il n'est pas rare que le co-parent se sentent parfois un peu à l'écart de cette fusion entre maman et bébé, ou que la fratrie ressente de la jalousie ou qu'un sentiment de « délaissement » pointe le bout de son nez. L'important est de mettre des mots sur tout cela, afin que chacun(e) puisse comprendre ce que vit et ressent l'autre, tout en exprimant ses propres émotions.

Afin de rassurer les frères et sœurs, vous pouvez leur expliquer avec des mots simples ou un petit dessin que votre cœur ne se divise pas pour aimer le bébé, mais, au contraire, qu'il est extensible et qu'il s'agrandit pour lui faire une place. Ce nouvel arrivant n'est pas là pour prendre la place des ainés, mais c'est une source d'amour supplémentaire dans la vie de chacun(e). Certains enfants n'ont aucune hésitation à exprimer du mécontentement ou de la colère envers ce nouveau bébé, parlez-en pour comprendre ce qui provoque cette émotion sans la juger ni la réprimander.

Créer du lien et de l'attachement

Les liens se créent par des moments passés ensemble et des échanges de qualités. Plus le co-parent, ou les autres enfants, seront eux aussi investis auprès du bébé et plus ils auront l'opportunité de participer à la création des liens et du nouvel équilibre familial, mais aussi de s'approprier leur nouvelle place au sein de la famille. Cela dit, chacun(e) est libre d'y contribuer selon ses envies sans se sentir forcé(e), notamment en ce qui concerne les autres enfants.

Les soins de maternage permettent de créer du lien, certes, mais n'oublions pas que tout le monde n'est pas forcément à l'aise ou en capacité. Le plus important est de créer des opportunités de contacts, de regards échangés, de caresses et de moments partagés ensemble pour que chacun(e) s'attache à ce petit bébé qui débarque. Ces liens peuvent commencer à se créer durant la grossesse, par des échanges à travers le ventre : on peut parler au bébé, sentir ses mouvements en caressant le ventre... La pratique de l'haptonomie est d'ailleurs un excellent moyen de faire connaissance avant la naissance et de créer les premiers liens.

Chaque membre de la famille possède aussi son propre langage de l'amour, nous n'avons pas tous la même façon de démontrer notre attachement à ce petit bébé et c'est important que chacun(e) puisse l'exprimer à sa manière, par du temps passé ensemble, du contact physique ou encore en lui faisant des petits cadeaux.

S'encourager et se valoriser

Pensez à souligner à votre conjoint(e) à quel point vous appréciez lorsqu'il/elle fait telle ou telle chose pour le bébé. Cela contribuera à valoriser ses actions, d'autant plus qu'en tant que jeunes parents, nous n'avons pas toujours confiance en nous et/ou nous ne savons pas toujours comment être utile pour soutenir notre partenaire ou l'encourager.

Pensez à valoriser les frères et sœurs en vous montrant fier(e) de ce qu'ils font, que ce soit pour le bébé ou non, à la maison ou à l'école.

L'une des plus grosses difficultés est également de maintenir un lien de séduction quand la vie familiale prend le dessus sur tout le reste. Mais, rassurez-vous, beaucoup de couples y parviennent. Soyez tolérants et patients avec vous-mêmes.

- Maintenez un espace vital pour chacun(e) en vous accordant du temps pour vous seul(e), ne serait-ce que prendre une douche et prendre soin de vous (massage, maquillage, coiffure, etc.), inviter des amis à boire le café, peindre, lire ou regarder un film, etc. Des moments idéaux pour que le co-parent prenne le relais avec bébé et crée ainsi des moments à eux.

- Préservez des moments individuels courts, mais de qualité, avec chaque membre de la famille, notamment si vous avez déjà des enfants.

- Essayez autant que faire se peut de ne pas arrêter net les habitudes et rituels déjà mis en place au sein du foyer. Par exemple, si vous aviez un rituel du soir avec les plus grands, adaptez-vous afin de le maintenir autant que possible même si bébé reste présent dans la même pièce.

Fort heureusement, les premiers temps, un bébé dort énormément, ce qui laisse la possibilité de maintenir des moments en couple et/ou en famille même s'ils peuvent être de courte durée. Il est important de garder en tête que c'est leur qualité qui compte : vos enfants se souviendront que vous avez passé ensemble, ils ne compteront pas les minutes. Certes, certaines sorties ou rituels devront être modifiés ou se feront plus rares, mais de nouvelles activités ou habitudes se mettront en place tout doucement.

Tout changement n'est jamais entièrement facile et demande un temps d'adaptation, mais la plupart du temps, la joie, l'amour, l'émerveillement et la fierté adoucissent les moments difficiles.

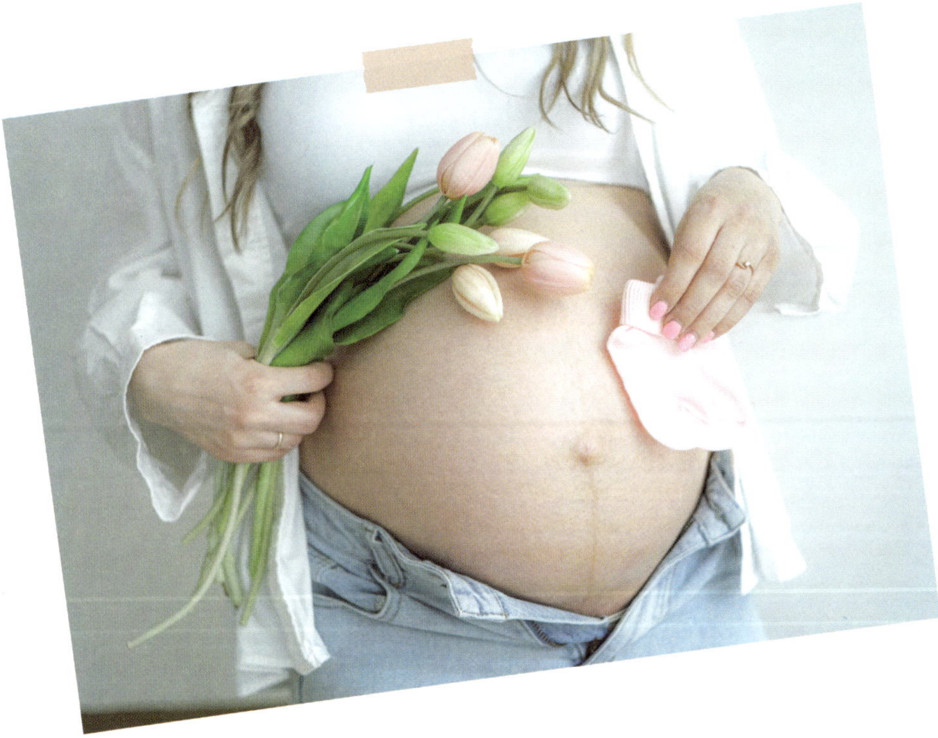

Conclusion

L'arrivée d'un bébé renverse tout l'équilibre d'une vie. S'il est absolument sain et normal de se questionner, se poser trop de questions peut néanmoins amener à s'éloigner d'une vision naturelle et d'un ressenti instinctif de la naissance. Cela peut également générer beaucoup d'angoisses et conduire à une déshumanisation de la naissance. À l'inverse, ne pas s'en poser du tout peut nous conduire à une vision idéalisée de la naissance qui ne correspond pas aux contraintes de la réalité actuelle. C'est pourquoi à travers ces pages, j'ai souhaité vous parler de la grossesse, de la façon dont on peut la vivre le plus naturellement possible, malgré les nombreuses difficultés. Il m'a semblé très important de souligner le fait qu'aucune grossesse ne se ressemble : certaines enchaînent les épreuves, alors que d'autres se passent sans encombre. Il en va de même pour la naissance et le *post-partum*.

J'aimerais dire à chaque parent de rester centré sur sa propre histoire, de s'inspirer des témoignages et d'histoires de naissances positives, car plus le cerveau sera nourri de positif et plus il sera en confiance pour se déconnecter et laisser la physiologie agir. À l'inverse, plus le cerveau sera nourri de peurs et plus il cherchera à tout contrôler, plus il inondera le corps d'hormones de stress et perturbera son bon fonctionnement naturel. L'incertitude ne peut disparaître car on ne sait jamais comment va se dérouler une naissance et cela peut faire peur. C'est pourquoi, il est bon de s'informer en amont, pour gagner en confiance et ainsi garder un juste équilibre entre le lâcher-prise et le contrôle.

Des méthodes et techniques en tout genre vous permettent d'avoir des ressources rassurantes mais n'oubliez pas que la nature, dans toute sa splendeur, a tout prévu pour que n'ayez besoin de rien, sinon d'être sereine et surtout dans un environnement respectueux des besoins de la femme qui enfante. Veillez à ce que votre environnement et les personnes présentes puissent vous aider et respectent vos besoins (de chaleur, d'obscurité, de calme, de liberté, etc.).

En écoutant votre ressenti, votre corps et votre bébé, vous aurez les réponses à vos questions. Les connaissances transmises dans cet ouvrage vous permettront d'aborder les choses de manière plus sereine. Ainsi, vous pouvez vous appuyer sur ces informations pour mettre toutes les chances de votre côté et vivre une expérience unique et transformatrice.

Malgré tout, dans de rares cas, il arrive que certains obstacles viennent contrecarrer nos rêves et nos projections. Préparer une naissance au naturel, c'est aussi être prête à s'adapter et à accepter que la médecine puisse nous apporter son renfort lorsque cela est nécessaire. Néanmoins, même lors d'une naissance médicalisée, même lors d'une césarienne, la dimension humaine ne devrait jamais être mise de côté : il faut préserver la naissance comme l'histoire d'une nouvelle vie et non comme un dossier médical. Faire connaître vos souhaits, vos craintes, dialoguer et vous sentir comprise, soutenue et écoutée est la base pour vivre une naissance positive, même si celle-ci ne se déroule pas comme on l'aurait souhaitée.

Au-delà de vos propres doutes, vous allez forcément vous heurter à des idées ou des visions de la maternité bien différentes des vôtres, ce qui pourra vous déstabiliser. C'est probablement la plus grande épreuve lorsqu'on devient parent. Parvenez à vous détacher, car ce qui est valable pour certains, ne l'est peut-être pas pour d'autres. Vous avez le droit de faire à votre façon, car il s'agit de votre enfant. Et lors de la naissance, il s'agit de votre corps. Chacun peut apporter une vision différente, à condition de respecter celle des autres et de ne pas imposer la sienne. C'est dans cette optique que ces pages ont été écrites, afin d'éveiller les consciences pour qu'un jour, la naissance puisse être reconsidérée comme une étape sacrée dans la vie des parents et des bébés.

Remerciements

Je remercie mes parents, pour m'avoir accueillie sur Terre et transmis leurs valeurs, mes enfants Janna et Souleym, pour m'avoir permis de les mettre au monde, de naître et grandir en tant que mère.

Je remercie chaque famille ayant croisé mon chemin et m'ayant offert leur confiance pour les accompagner dans ces moments si précieux. Certains souvenirs avec vous ne s'effaceront jamais.

Je remercie Michel Odent, et Liliana Lammers, les acteurs de la naissance au naturel, qui m'ont transmis leur vision et leur savoir.

J'ai une pensée pour les professionnels de la petite enfance et de naissance qui partagent cette passion et avec qui j'ai aimé travailler. Thaïs, qui a protégé mon deuxième enfantement.

Je remercie mes collègues et mes amis, Aurélie, Genysson, Emmanuelle, Myriam, Ludivine pour leur soutien et leurs encouragements.

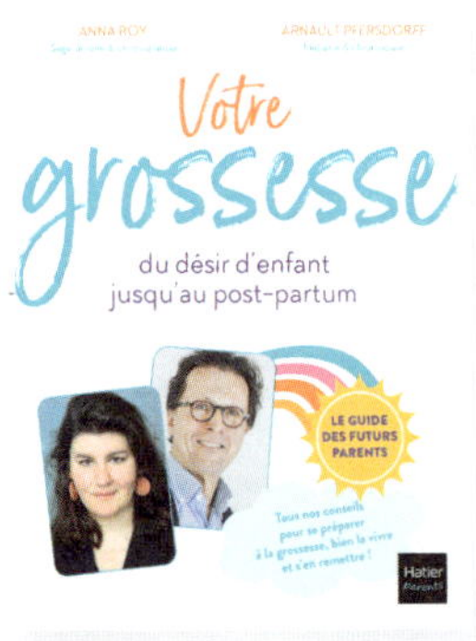

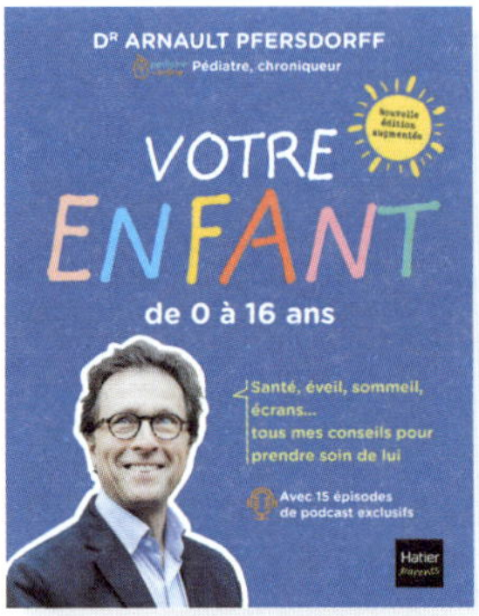

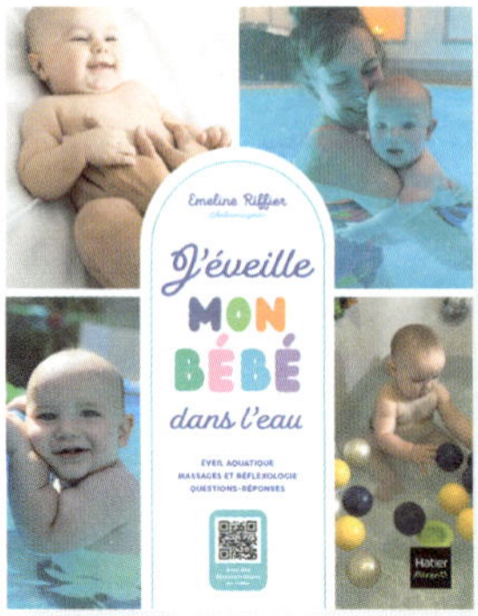

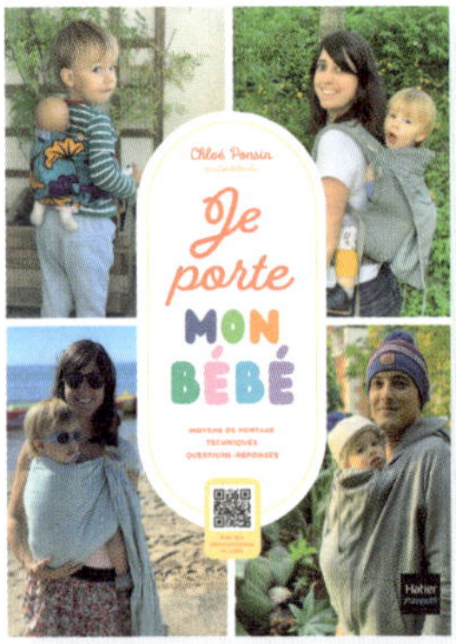

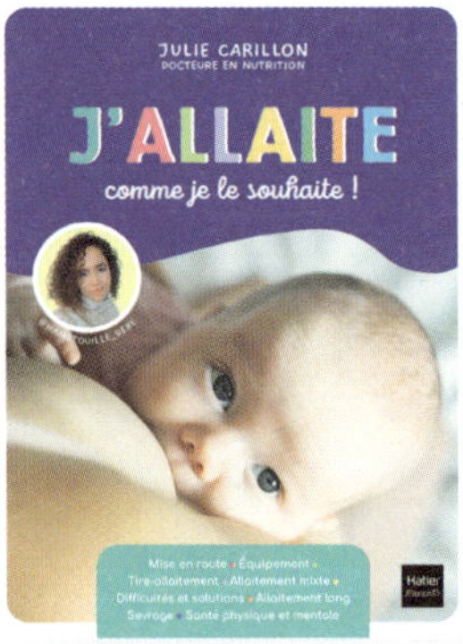

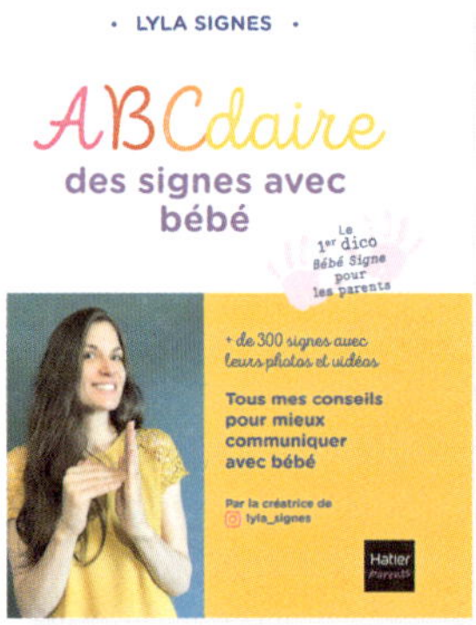

Crédits photographiques

Laurie Daniel pour les photos pages : 4 ; 28, 91, 132.

Adobe Stock pour les pages :
p. 29 : T.Den_Team ; p. 78 : Pepermpron ; p.90 : Siberian Art ; p.93 & 98 : Luca ; p. 105 : fotoduets & WavebreakmediaMicro ; p.147 : Jacob Lund & Ekaterina Pokrovsky ; p. 150 : Dmitry Naumov; Dmitrii Kotin et Africa Studio ; p. 156 : FOTO_STOCKER.

ISBN : 978-2-401-10399-3

Achevé d'imprimer par Imprimerie
de Champagne à Langres - France

Dépôt légal : 10399-3/01 – janvier 2025

PAPIER CERTIFIÉ

Hatier s'engage pour l'environnement en réduisant l'empreinte carbone de ses livres. Celle de cet exemplaire est de 550 g éq. CO_2
Rendez-vous sur www.hatier-durable.fr

IMPRIM'VERT
Votre imprimeur agit pour l'environnement